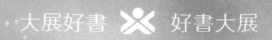

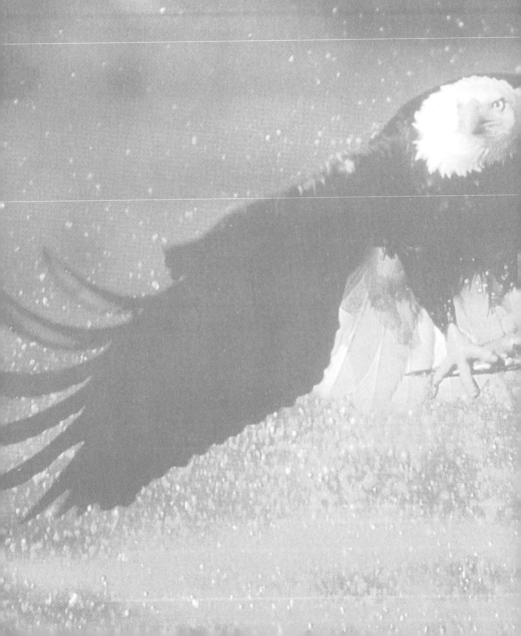

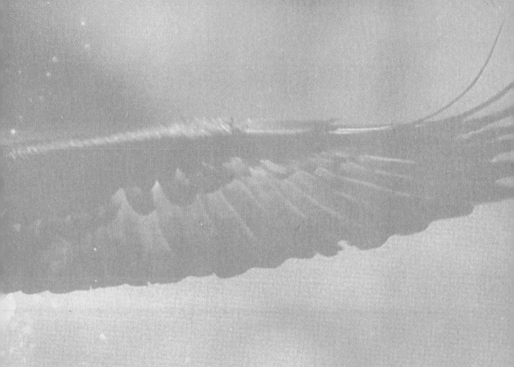

大展好書 ✕ 好書大展

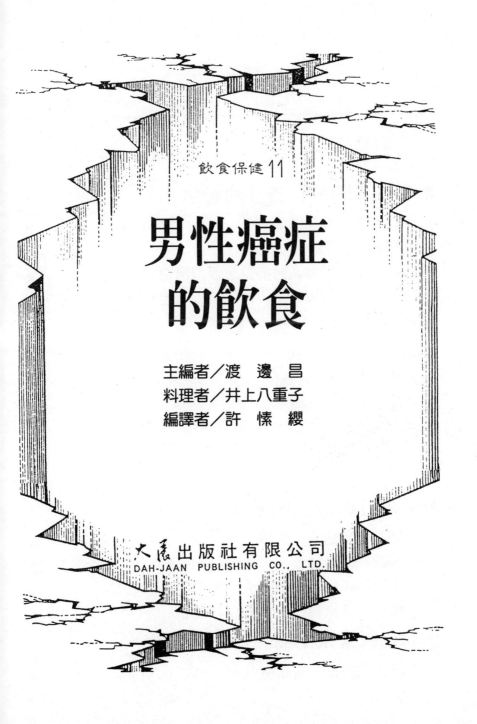

飲食保健 11

男性癌症
的飲食

主編者／渡　邊　昌
料理者／井上八重子
編譯者／許　愫　纓

大展出版社有限公司
DAH-JAAN PUBLISHING CO., LTD.

目　錄

［飲食實踐篇］

▶對付癌的飲食法

▶不輸給癌的一品料理

病氣知識篇

癌（惡性新生物）是可怕的疾病，為國人死因的第一位。但是醫療日新月異，尤其在癌治療方面有顯著的進步。癌已經從不治之症成為可以治療的疾病。人類著實逐漸克服癌，而我們本身面對癌進行挑戰時，要先了解敵人。

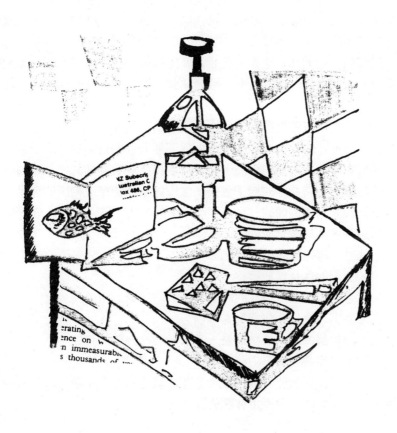

Q&A 關於「癌」的疑問

Q・可以利用飲食預防「癌」嗎？

A 昔日認為癌的原因是遺傳，也認為癌是無法預防的疾病，只要是在罹患以後，就會被視為是不治之症，只好等待死亡了。但是隨著醫療的進步，在現代癌已經成為漸漸可以克服的疾病了。早期發現，早期接受治療，因癌而死亡的例子逐漸減少。

預防方面，約 30％的癌可以在飲食生活方面多下工夫而加以預防。而且只要戒煙，就可以再預防 30％的癌。因此，戒煙與飲食生活的注意事項可以預防 60％的癌。抽煙不只是對於本人，對於周圍的人，尤其是家人，會成為癌的誘因，這已經是眾所周知的事實了。對於「防癌」而言，戒煙非常重要，而飲食生活的注意事項也不能夠忽略。

利用生活習慣來防癌，稱為「第一次預防」。

「防癌」的飲食，即盡可能攝取不要與致癌有關的食品，原則上要積極地攝取防癌的食品，所以食品包括會引發癌的物質與抑制癌的物質，有時共存的例子也很多。因此不要持續吃相同的食品，考慮到營養均衡的問題，一天要吃 20～30 種，盡可能多攝取一些食品，考慮富於變化的飲食。

此外，防癌飲食整理敘述如下：

・每天的飲食富於變化。

・遵守「吃八分飽」的原則，控制脂肪攝取量。

・多攝取維他命和纖維質食物。

・減少鹹的食品的攝取量，不要勉強吃太燙的食物。

・不要吃嚴重烤焦的部分。

・生霉的食物要特別注意，像花生或杏仁等堅果類，以及玉米等，一旦生霉時，會產生強烈的致癌性。

Q・連兒童也要罹患「癌」嗎？

A 未滿15歲兒童的死亡原因，除了因意外事故而死亡以外，癌是第2位的死亡原因，所以發生在兒童身上的情形也不少。幼兒期發生的癌與成人相比，大都具有特徵性，因此特別將其視為「小兒癌」來處理。

有的「小兒癌」是成人中不會出現的，小兒特有的癌「維耳姆斯癌」、「神經芽腫」等都是。此外，白血病最多，佔兒童癌的45％，還有「腦腫癌」、「惡性淋巴瘤」、「肝癌」、「軟部腫瘤」、「性器腫瘤」、「骨肉瘤」等。

小兒癌的發生以年齡而言，在3～4歲到達顛峰。比起年長兒而言，不會充分說明症狀的幼年兒、嬰幼兒較多見。

因此，小兒癌的發現，父母親、家人、小兒科醫師等的觀察，是重點所在。

小兒癌的症狀並不是很特別，所以很難和一般的疾病加以區分，像長期持續出現發燒、體重減輕、食慾不振、不舒服、焦躁等症狀時，就必須懷疑「是不是癌了」。

親子一起泡澡，如果發現在孩子身上有「硬塊」或察覺到陰部異常的例子並不少。像小兒癌，這種懷疑與正確診斷有助於早期發現癌，而其後的治療成績也會有好的結果。

小兒癌與遺傳有很大的關係，與先天性畸形合併的癌並不少。小兒癌的治療並不簡單，但是近年來關於小兒癌的治療想法，也產生了變化。

不只是為了拯救生命，也必須重視能夠讓幼兒成長為健康的成人，所以「沒有毛病的生存」非常重要。由這意義來看，癌治療後的飲食生活與生活的各種方式，其重點都在於是否能夠促進兒童的健全成長。

Q·聽說「癌」以老人較多見，理由何在呢？

A 以國人而言，癌的死亡率為第一位，而且癌死亡以高齡者較高為其特徵。癌死亡率第 1 位，大約是在 10 年前開始的。在此之前，腦中風長期以來占居第 1 位的寶座。

戰後，國人的飲食生活已經採取減鹽食，從動物性食品攝品良質蛋白質的攝取量增加了。

藉著飲食生活的改善，使得腦中風所引起的死亡率減少，國人的壽命不斷增長。平均壽命達到 80 歲，急速迎向高齡化社會的現在，高齡者較多見的癌的死亡率卻不斷增加。

癌的成立非常複雜，是因為「多要因、多階段」而成立的，最後會奪去人類的生命。最初，遺傳因子發生異常而形成了癌細胞。癌細胞的發生任何人都可能會出現，即使是健康的人也會擁有癌細胞芽。

癌細胞具有非常強烈的生命力，反覆進行細胞分裂而增殖。癌細胞到達 100 萬個時，就會成為 1mg 大小，這程度還無法發現癌。

癌細胞為 1 億個，如大豆般大時，在這時候視為早期癌，就可以發現「癌」。如果正常細胞因為某種原因異形化，而成為癌細胞，要成為 1 億個以前，大約需要花 20～30 年的時間。由 1 億個增加到 100 億個，只要花 20～30 年的時間，同時也會出現「癌」的各種症狀。有時候，癌會轉移，這時可能就束手無策了。

像這種具有較長過程的發展，是癌的特徵。這就是「癌」所造成的死亡，以高齡者較多的理由。同時，近年癌的發症也在年輕人身上增加了，年輕人身上癌的進行比高齡者更快，因此，在早期癌的階段加以治療與第一次預防非常重要。

Q・罹患「癌」以後，可以利用治療來治好嗎？

A 以前認為罹患癌症，無疑是宣告「死亡」。現在癌仍是可怕的疾病，但是卻是能夠「治癒」的疾病。

根據國立癌中心的統計，現在因為癌而住院的患者50％以上，能夠完全治好。所以，以往被視為「不治之症」的結核都克服了，現在也以克服癌為目標，不斷地努力、研究，相信能夠完全治好癌。

一大理由之一，即近年癌的檢查與治療急速進步。癌的治療以外科手術、放射線療法、化學療法為三大支柱，還有其他不同的各種方法。搭配組合這些治療方法，可以進行綜合的治療。

這就是所謂「集學的治療」，對於一位患者要聚集各科的專科醫師加以檢討，找出最適合的治療方針，共同進行治療。

以往談到癌治療只是想到生命的延長，也就是延命方法。但是這「集學治療」的目標則是完全治癒，以及讓患者能夠回到社會，而且現在能夠有效地實現這目標。即使無法完全治療，也希望患者的餘生能夠活得有生命的尊嚴，設定這治療目標，朝著實現這目標的方向前進。

癌治療方面，癌的告知是一大問題，有的患者知道自己罹患癌症以後，就會喪失生存的慾望，對於治療造成不良影響。反之，有的患者則非常積極，與疾病戰鬥的強力意志，反而能夠提高治療效果。

癌的治療心理因素（心理、精神）很重要。癌完全治癒以後，擔心再發的患者仍然存在著。因此「集學治療」還必須加上心理療法的步驟。

由資料來看「癌情報」

男性較多的三種癌

1	胃癌
2	肺癌
3	肝癌

　　男性癌的死亡者數第1位為「胃癌」，第2位是「肺癌」，第3位是「肝癌」。

　　接著，就是「白血病」和「惡性淋巴瘤」、「結腸癌」、「胰臟癌」、「直腸癌」等。

　　在此，也介紹一下女性部位別癌死亡的現狀。第1位、第2位與男性相同，是「胃癌」與「肺癌」，接著是「結腸癌」、「乳癌」、「肝癌」。

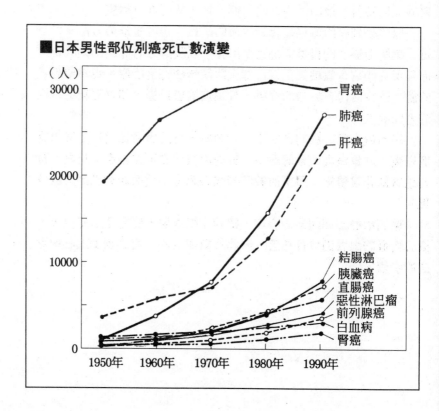

■日本男性部位別癌死亡數演變

部位別「癌」的增減

■胃癌減少，肺、肝、結腸癌增加

　　這是「推定癌罹患率的動向」。這圖表推測到西元 2000 年為止，供各位作為參考。

　　談到癌，何處的癌，也就是部位別癌對於發生的增減有影響。到目前為止，胃癌有減少的傾向，將來可能還會減少。與此相比，在年輕人身上患者容易增加的肺癌，到將來這年齡層的人成為高齡者以後，還會繼續增加。

　　不論男女，胃癌都有減少的傾向。以男性而言，肺癌、肝癌、結腸癌有增加的趨勢。

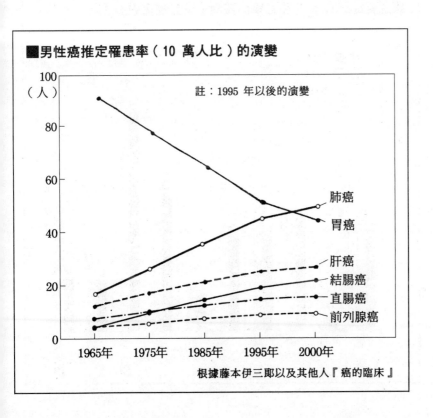

■男性癌推定罹患率（10 萬人比）的演變

註：1995 年以後的演變

根據藤本伊三郎以及其他人『癌的臨床』

癌治療成績的演變

■癌的治愈率提升，但是肺、肝、食道癌維持原狀

　　男性癌以肺、肝、結腸癌增加特別多，相信今後預測還是會增加。這部位的癌治療情形如何，與癌死亡率有密切的關係。這裡所展示的資料是國立癌中心的成績，比較 1964～1969 年、1974～1979 年、1984～1989 年的治癒率。

　　大多數的癌的治癒率都提升了，但是還維持在 20％左右的是肺、肝、食道癌。由此可知，癌死亡率推測日後還是不會銳減。此外，全癌中男性的治癒率為 44％，女性為 65％，平均為 55％的治癒率。

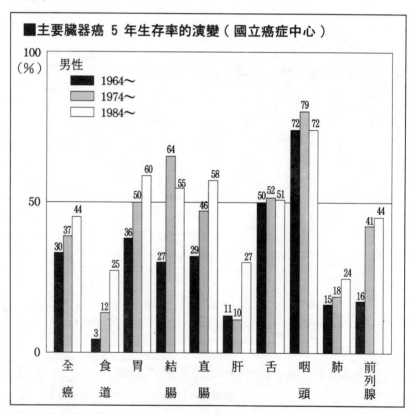

■主要臟器癌 5 年生存率的演變（國立癌症中心）

癌的發症與年齡

■50 歲為顛峰期的肝癌，
到 70 歲為止持續增加的肺癌備受矚目

　　癌年齡到底是幾歲呢？的確，過了 40 歲以後，所有的癌都會急增。

　　首先，來注意一下男性的肝癌，在 50～55 歲到達顛峰期。而且請看前頁，肝癌的治癒率並不好。此外，到 55 歲為止會急增，到 70 歲為止會大量增加的肺癌也需要注意。胃癌的顛峰期在 70 歲，但是從 55 歲開始形成很大的起伏。

　　癌的治療成功與否的最大關鍵，就在於早期發現早期治療。因此到了癌年齡，要接受團體檢查或生理檢查（綜合健診）。早期癌 100％都能治癒的癌，已經增加了。

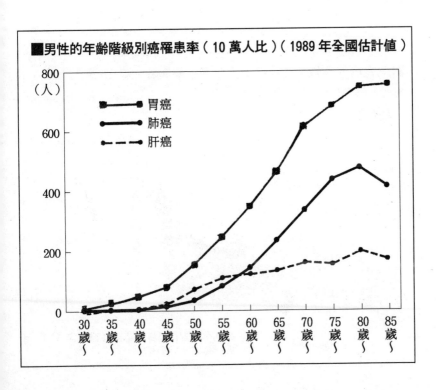

■男性的年齡階級別癌罹患率（10 萬人比）（1989 年全國估計值）

癌發症的地區性

■癌的原因在「飲食」，可以加以實證的地區性

　　鹽分攝取過多，容易引起心臟病和高血壓，這是眾所周知的事實。鹽分與癌的發生的確有關。

　　請各位看一下國內男性癌的死亡分佈。以穀倉地帶發生的機率較高，穀倉地帶的人很喜歡攝取副食，而副食中的鹽分較多。

　　談到癌的地區性，以世界各地移民的人口調查為有效資料。移民到美國的國人，飲食生活變成美國式，結果胃癌減少，乳癌、肺癌和大腸癌增加了。但是，移民到巴西的國人，仍然保有國人喝味噌湯等國內的飲食習慣，因此胃癌並沒有減少，可是乳癌和前列腺癌卻增加了，也是受到當地生活習慣的影響。

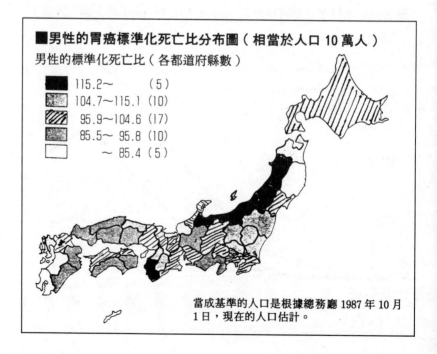

■男性的胃癌標準化死亡比分布圖（相當於人口 10 萬人）

男性的標準化死亡比（各都道府縣數）

- 115.2～　　　（5）
- 104.7～115.1（10）
- 95.9～104.6（17）
- 85.5～ 95.8（10）
- 　～ 85.4（5）

當成基準的人口是根據總務廳 1987 年 10 月 1 日，現在的人口估計。

世界各地之「癌」的比較

■胃癌較多的地方是日本，
　肺癌、前列腺癌是歐美的特色嗎？

　　男性癌備受矚目的就是「肺癌」。除了哥倫比亞以外，全都上升到第2位為止。「胃癌」則以日本、上海、哥倫比亞等處較多見。香港、英國、芬蘭也有，但是其他地區並不會超過第4名以上。

　　白人較多的是「前列腺癌」，而國內男性增加的「肺癌」有世界性的傾向，「肝癌」以中國人較多。

　　女性像歐美人一樣，「乳癌」較多，是值得注意的事實。

　　癌的成因受到包括飲食在內的生活習慣的影響，由這些資料就可以證明這一點。

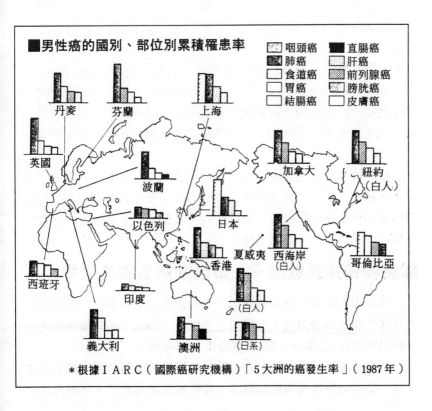

■男性癌的國別、部位別累積罹患率

咽頭癌　直腸癌
肺癌　肝癌
食道癌　前列腺癌
胃癌　膀胱癌
結腸癌　皮膚癌

丹麥　芬蘭　上海　加拿大　紐約（白人）
英國　波蘭　以色列　日本
西班牙　印度　香港　夏威夷　西海岸（白人）　哥倫比亞
義大利　澳洲（日系）

＊根據ＩＡＲＣ（國際癌研究機構）「5大洲的癌發生率」（1987年）

「癌」的原因與成立

「癌」的開始

　　人體是由 60 兆個細胞所構成的，而 2％的細胞就有 1 兆 2000 億個。這些細胞每天會死亡、再生。這些細胞為了使人體發揮正常的機能，一定要保持穩定的調和。

　　但是 1 個癌細胞形成以後，就開始破壞這穩定的調和。

■一個癌細胞進行 40 次分裂，就會使癌導致人類死亡

　　1 個癌細胞在 10～20 年，尤其是 30 年的時間，經過數階段的變化以後，就會威脅我們的生命。1 個癌細胞重複分裂，每 30 次的分裂就會成長為 1g。第 40 次時，就會成長為 1kg。

　　這成長的階段到第 30 次為止，其增殖過程靠肉眼無法掌握。癌細胞在 1g 左右時，如果能夠發現就是早期發現了。等到成為 1 kg，如大人握拳一般大時，對人類而言就是癌細胞的「勝利宣言」了。

　　癌的增殖（細胞分裂）速度看似很快，但是事實並非如此。分裂速度並不一定，而且因成長過程的不同，會藉著免疫等防止致癌的構造，無法全部都成長。癌細胞的特徵就是速度並不快，而關於分裂方面並不具有「調和」性。

■癌細胞是誘發因子，會因突變而製造出來

　　現在認為癌是「存在於環境中，以廣泛的意義而言，由於致癌刺激而使體細胞遺傳因子受損而發生的」。例如：因化學物質而致癌的過程共有 2 階段。第 1 階段由「誘發因子」來說明。

　　誘發因子就是致癌的「導火線」，致癌物質對於正常細胞發揮作用，使其遺傳情報紊亂的階段。當情報產生紊亂時，即成為導火

線的化學物質，就稱為「誘發因子」。

　　誘發因子包括由煙、魚或肉烤焦部份所形成的雜環胺、食品添加物ＡＦ₂、汽車排放廢氣或煙的煤焦油中所含的苯丼芘等，許多物質都是誘發因子。誘發因子可說是癌的外部要因，即引起癌的「刺激」。這癌的刺激除了化學致癌物質以外，還有腫瘤病毒、紫外線或放射線（物理的刺激），以及假牙不斷接觸到舌頭形成的刺激（機械刺激）等。

　　一般所說的致癌物質，大家都認為是食品添加物、農藥、特殊化學藥品等等，但是不只是這些。從古至今，人類在生活習慣中持續使用的物質中，有很多都是屬於致癌物質。

　　這誘發因子所形成的癌芽稱為前癌細胞。這就是在次頁說明的第 2 階段的「促進作用」，才能夠使癌成長。如果沒有接下來的促進作用，理論上前癌細胞會一生維持其形態，存在於我們體內。

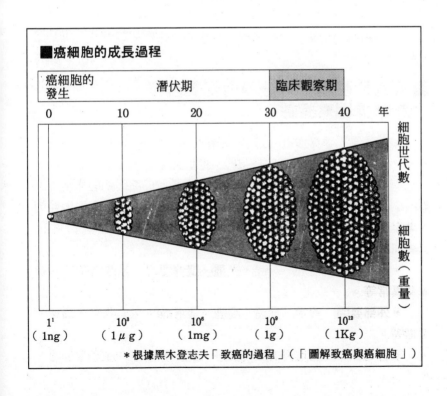

■癌細胞的成長過程

| 癌細胞的發生 | 潛伏期 | | 臨床觀察期 |

| 0 | 10 | 20 | 30 | 40 | 年 |

細胞世代數

細胞數（重量）

| 1^1（1ng） | 10^3（1μg） | 10^6（1mg） | 10^9（1g） | 10^{12}（1Kg） |

＊根據黑木登志夫「致癌的過程」（「圖解致癌與癌細胞」）

成長的「癌細胞」

致癌的第 2 階段是「促進作用」。促進作用就是「促進」致癌。藉著誘發因子而成為前癌細胞的細胞，利用促進作用就能夠使其產生變化，成為真正的癌細胞。

具有促進作用的物質稱為「促進因子」。

■促進因子發揮作用而致癌，與食品和性荷爾蒙都有關

促進因子也就是化學致癌物質，進入細胞內被代謝之後，就開始活動。具體說明，即與細胞內的ＤＮＡ（遺傳因子）相結合，使ＤＮＡ受損，使遺傳情報紊亂。有時候，這傷也能夠修復，不可能立刻都癌化，但是如果無法修復就會成為問題了。

一旦細胞發生「突變」，會使得遺傳情報紊亂，而這種狀態會固定下來。在這過程中，促進因子發揮作用，形成 1 個癌細胞。促進因子包括煙、性荷爾蒙、膽汁酸、糖精、ＤＤＴ、ＢＨＣ、ＰＣＢ、鎮痛劑苯巴比妥、巴豆油等。與胃癌關係密切的食鹽，也是促進因子之一。

■癌的危險因子可分為內部要因與外部要因來探討

致癌需要「誘發作用」這第 1 階段，以及「促進作用」的第 2階段，製造出惡性度更高癌細胞的「進展作用」。

有些修飾因子能夠增強或抑制誘發因子與促進因子的作用。人類的癌如果只靠出現在表面現象，要嚴格區分這些要素是很困難的。專家把這些要素稱為「癌的危險因子」，又可以區別為內部要因與外部要因。

• **內部要因** 性別、年齡、人種、遺傳要因、免疫的異常、荷爾蒙異常等。

• **外部要因** 食物、抽煙、喝酒、放射線、大氣污染、農藥、病毒等。

後者的外部要因也稱為環境因子，對於所有癌的致癌性而言，

外部要因＝環境因子，比內部要因的影響力更強。

■不論在誘發因子與促進因子中都出現煙，
　證明煙具有危險性

如果只有誘發因子的作用會形成前癌細胞，只有與促進因子有關才會致癌。關於這一點，就可以說明誘發因子和促進因子的作用不同。例如：促進因子會促進致癌，而本身卻不具有致癌力。

但是煙既是誘發因子又是促進因子，因此要撲滅癌需要先認真地戒煙。

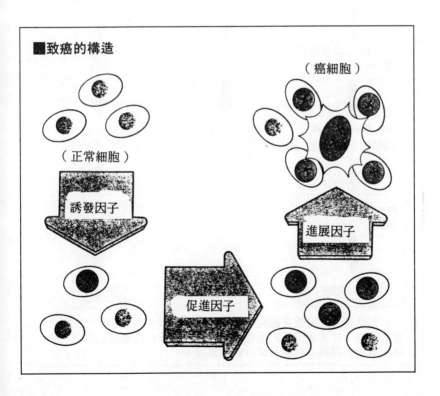

■致癌的構造

（正常細胞）

（癌細胞）

誘發因子

進展因子

促進因子

調節細胞癌化的遺傳因子

　　一般人把癌視為是遺傳因子ＤＮＡ的疾病。實際上到 1980 年為止，還不知道到底是如何使遺傳因子發生異常，不過近年由於分子生物學的驚人進步，對於癌的發生方面，發現癌遺傳因子與癌抑制遺傳因子等遺傳因子群的異常，具有重要的作用。

　　在此就以遺傳因子的階段來說明致癌的問題。

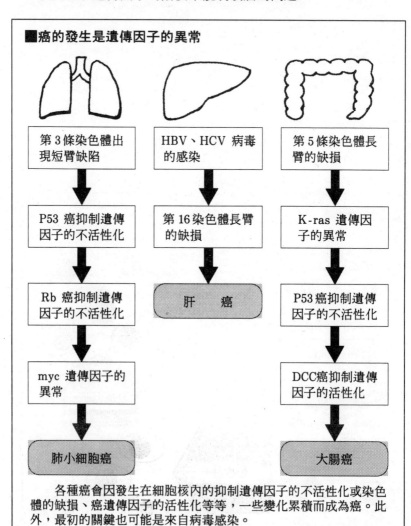

■癌的發生是遺傳因子的異常

第 3 條染色體出現短臂缺陷

↓

P53 癌抑制遺傳因子的不活性化

↓

Rb 癌抑制遺傳因子的不活性化

↓

myc 遺傳因子的異常

↓

肺小細胞癌

HBV、HCV 病毒的感染

↓

第 16 染色體長臂的缺損

↓

肝　　癌

第 5 條染色體長臂的缺損

↓

K-ras 遺傳因子的異常

↓

P53 癌抑制遺傳因子的不活性化

↓

DCC癌抑制遺傳因子的活性化

↓

大腸癌

　　各種癌會因發生在細胞核內的抑制遺傳因子的不活性化或染色體的缺損、癌遺傳因子的活性化等等，一些變化累積而成為癌。此外，最初的關鍵也可能是來自病毒感染。

■使癌發生的遺傳因子是原型癌遺傳因子 縈亂而形成的

任何人都會具有會成為癌原因的遺傳因子，遺傳因子大致可分為「原型癌遺傳因子」與「癌抑制遺傳因子」等 2 群。

人類細胞所具有的遺傳因子總共有 5 萬個，而原型癌遺傳因子和癌抑制遺傳因子在人體內有 50 種以上，即人類細胞所具有的遺傳因子中，約 0.2％是會成為癌原因的遺傳因子。但是這遺傳因子原本並不是為了致癌而存在的。

這些遺傳因子具有正常細胞的增殖與調節，或是抑制分化、發生等的作用。

關於癌的發生，是始於原型癌遺傳因子受到特殊的損傷所致。會使原型癌遺傳因子受傷的物質，包括煙中的致癌物質、放射線、癌病毒等，必須注意到的是不論哪一種情況，都會使ＤＮＡ受損。但是ＤＮＡ並非任何部位受傷都會變為癌，只有在原型癌遺傳因子的周邊，而且出現特殊的傷時才會變成癌。

出現特殊傷的原型遺傳因子發生縈亂，而成為引起癌的遺傳因子＝致癌遺傳因子，會變得活性化，朝癌化的道路前進。

■當癌抑制遺傳因子有缺失或不活性化時， 就會形成癌化

癌的原因還有另一問題，就是癌抑制遺傳因子。這一群遺傳因子的作用就是抑制癌化。但是這遺傳因子也會受到致癌物質等的影響，而有缺陷或變得不活性化。這時，也會使細胞朝癌化的方向前進。

癌的發生，目前已經了解並不是１個癌遺傳因子或癌抑制遺傳因子的異常而使細胞癌化，而是長時間由複數的癌遺傳因子或癌抑制遺傳因子的異常組合而造成的結果。

這遺傳因子階段的致癌構造，目前我們已經瞭解了……。如此一來，就能夠更為嚴格地診斷癌的進行度與惡性度，這對於治療與復原後的處理方法，的確是一大參考。

與癌發症有關的三大因子

關於癌的發症，是因為存在「癌危險因子」，這在前文中已經說明過了。這些危險因子中，特別需要注意的 3 大因子就是遺傳要素、食物、生活環境。

■有遺傳癌，也有遺傳體質

談到癌就會想到「遺傳」，到現在仍然成為眾人談論的話題。父母親因為癌症而死亡時，擔心自己會罹患癌症而感到不安。現在已經清楚的遺傳癌，是一部分的大腸癌與從嬰兒到 3 歲為止的小兒出現的「網膜芽瘤」眼癌。此外，小兒較多見的白血病或幼兒的「腎芽瘤」等腎臟癌，也與遺傳有關。像這些具有強烈遺傳因素的危險因子，以小兒癌較多。

此外，雖然不能夠明顯說出與遺傳有關，但是在家族系統內較多發症，例如：肺（腺）癌、子宮內膜癌、乳癌等等，即具有容易引起癌的體質，像胃癌等經常認為是「癌家族」所造成的。同一家人食物的喜好、生活環境都非常類似，所以可能會發生這種現象。

總之，如果父母親或兄弟中出現癌患者時，罹患癌的機率也比較大，一定要確立不容易罹患癌的生活。

■致癌的原因 35％在於飲食， 其次 30％在於煙

現在的學說認為對於致癌最會發揮影響力的就是飲食。

談到致癌性較強的食品，像蕨菜等山菜、魚或肉烤焦的部分、發霉的食物、各種食品添加物等。只要不每天大量吃蕨菜等山菜，盡量不要吃烤焦的部分和發霉的食物。關於具有致癌性的食品添加物，則訂立嚴格的使用限制。此外，鹽分較多的食物、太燙的食物，蛋白質和脂肪含量較多的食物，都是容易罹患癌症的食物。食物的口味要盡可能吃得淡些，要待食物冷卻以後再吃。蛋白質和脂肪較多的食物，要控制攝取量，總之不要偏食，要使食物富於變化，均衡地吃。

■不罹患疾病，不受傷，
　保持生活環境清潔，得到健康

　　疲勞和壓力慢性化時，身體的生理機能減退，容易罹患疾病。這些當然與癌也有關，充分的休養，適度的運動，活動身體很重要。此外，盡可能避免受傷，一旦受傷以後，為了修復傷口，就會進行不必要的細胞分裂，會助長癌的形成。

　　生活環境方面，為了避免罹患疾病，保持清潔最重要。每天沐浴或泡澡，保持身體清潔，就可以預防皮膚癌、陰莖癌、子宮頸癌。不過度曬太陽。在不乾淨的環境下要避免性交。一般可以想到的健康生活環境及其生活，都是保護自身免於罹患癌症的重點。

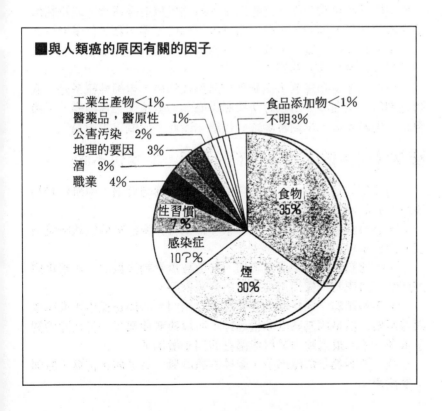

■與人類癌的原因有關的因子

工業生產物＜1%
醫藥品，醫原性　1%
公害污染　2%
地理的要因　3%
酒　3%
職業　4%
性習慣 7%
感染症 10？%
食品添加物＜1%
不明3%
食物 35%
煙 30%

消化器官系的癌、診斷與治療

舌癌、口腔癌、咽頭癌

■舌癌以高齡男性較多見

一般而言，以男性和高齡者較多見。與其他的癌相比，20歲左右的年輕人偶爾也會發現。舌癌是在舌的兩側邊緣部分到內側所形成的。舌糜爛等症狀與口內炎相同，舌所形成的腫瘤很難痊癒，如果舌出現硬塊時，這二點都需要注意。

舌癌初期難以與其他的疾病鑑別，因此要由專門醫師進行病理組織檢查。舌所形成的腫瘤2週以上無法痊癒時，最好到耳鼻喉科或口腔外科接受診斷。治療的基本是採用放射線療法，以及利用手術摘除病巢。同時，也可以合併投與抗癌劑等，實施化學療法。

主要是在頰粘膜、上齒肉、下齒肉、硬腭、口唇等粘膜所形成，是日本人較少罹患的癌。

口腔底癌是在接觸舌內側部分所形成的癌，以男性較多見。症狀是刺痛、出血等，治療方法按照舌癌的治療法。上齒肉癌、下齒肉癌、硬腭癌等，早期會滲透到骨骼，因此，治療以手術為主。

■咽頭癌，依上、中、下的不同，症狀也不同

咽頭指的是鼻腔、口腔，經由喉頭後側連結食道，由肌肉和粘膜所形成的筒狀器官。

•**上咽頭癌** 頸部淋巴節腫脹，耳朵有如塞起來的症狀持續出現。治療是以放射線照射為主。

•**中咽頭癌** 痰中滲雜著血，好像被魚骨刺到似的，出現疼痛等症狀。治療時，採用手術與放射線照射等。

•**下咽頭癌** 症狀與中咽頭癌大致相同。治療是採用手術與放射線照射，但是因為與喉頭相連接，所以連喉頭都要一併切除的例子很多。不過最近致力於機能溫存的例子增加了。

煙、烈酒都是危險因子，要控制攝取量。為了防止再發，原則上要戒煙。

食道癌

■特徵　以男性較多，容易出現在胸部食道

食道是連結喉嚨與胃的管道，長約40公分。食道分為頸部食道、胸部食道與腹部食道。癌大都出現在胸部食道，而且出現在中央。患者的男女比為4比1，以男性較多見，以60餘歲為顛峰期，其次為50餘歲、70餘歲。

1天抽25根以上的煙，每天喝威士忌或燒酒等烈酒的人，比起不抽煙、不喝酒的人而言，罹患食道癌的危險性多達3.5倍。食物方面，喜歡吃燙的食物、鹹辣的食物、刺激性較強之食物的人，罹患癌的危險性也較高。

■診斷　內視鏡診斷、Ｘ光診斷、組織診斷

Ｘ光診斷要吞鋇劑透視食道。這些檢查一般在診斷胃癌時會進行。使用內視鏡的檢查能夠發現散佈於食道的小癌，如果有可疑的病變時，可以採取組織進行病理檢查。

為了防止再發，手術時除了腫瘤以外，總為可能會轉移的淋巴節也必須一併去除，然後重建連結喉嚨與胃的食道。除了手術以外，還要搭配進行放射線療法、化學療法、溫熱療法。

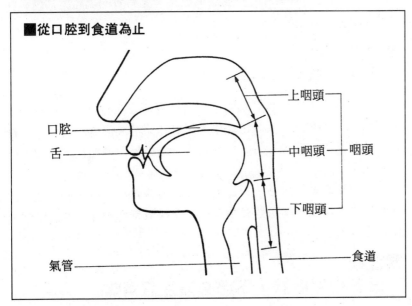

■從口腔到食道為止

上咽頭
口腔
舌
中咽頭　咽頭
下咽頭
氣管
食道

胃　癌

■特徵
依然以日本人最多

　　胃癌所產生的死亡率，整體在癌人口增加中，有漸漸減少的傾向。罹患率一直維持穩定狀態，死亡率的減少是因為團體檢診的普及、診斷與治療技術進步所致，才能使死亡者減少。但是死亡的人 4 分之 1 弱都是由於胃癌所造成的，男女比為 5 比 3，以男性較多。胃癌的年齡則是過了 40 歲以後，突然增加。

■危險因子
鹹的食物、煙、親人有胃癌歷

　　胃癌像亞硝基胺和雜環胺是誘發因子，食鹽是促進因子。慢性萎縮性胃炎則是胃癌的基礎。

　　此外，有關煙則以男女抽煙者罹患胃癌的機率較高，如果非吸煙者是 1，有吸煙習慣的男性為 1.4 倍，女性為 1.8 倍。年輕時開始抽煙的人，罹患胃癌的危險率更高，尤其噴門部癌與抽煙有密切的關係。

■致癌抑制因子
牛乳、蔬菜、水果

　　有危險因子，也有抑制因子，這是疫學公認的事實。抑制因子就是牛乳、乳製品、黃綠色蔬菜、新鮮水果等。這些食品含有大量的 β 胡蘿蔔素、維他命Ａ、Ｃ、Ｅ等，這些維他命類能夠抑制胃癌的發生。

　　但是雖有抑制因子，只是大量攝取這些食物，反而無法維持健康的體力，所以包括這些食物在內，要採取營養均衡，富於變化的飲食方式。

■症狀
沒有初期症狀，不過必須注意胃痛

首先必須了解的就是「沒有明顯的胃癌自覺症狀」，尤其通常沒有初期症狀。

胃的疼痛，尤其心窩附近感覺疼痛，在飯後覺得胃發漲，會有鈍痛感，或是胃抽痛等，與飲食有關的疼痛較多。這些不算是胃癌特有的症狀，像胃炎、胃潰瘍等也會感覺相同的疼痛。總之，是與胃有關的危險訊號，所以不要迷惘，要趕緊接受醫師的診斷。

■治療
以外科療法為主，早期癌 100％能夠完全治癒

吞鋇劑、發泡劑，照Ｘ光片調查，就是Ｘ光診斷的方法。為了詳細瞭解病變狀態，則要使用胃鏡這內視鏡診斷。另外，還可以利用內視鏡（纖維鏡）前端安置的鉤子，採取可疑部位的組織，進行切片檢查。

最近，如果是微小癌，不需要動剖腹手術，只要使用內視鏡把鐳射光照在患部，或注入抗癌劑和乙醇，就能夠加以治療。如果是早期癌，只靠手術就能夠完全治癒了。胃癌治療的成功與否，關鍵就在於是否能夠早期發現。

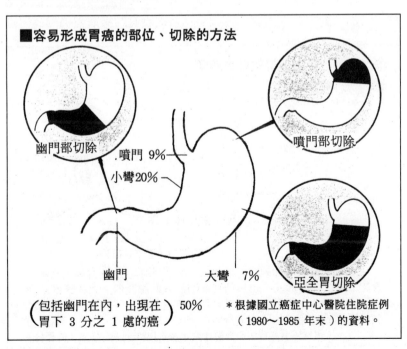

■容易形成胃癌的部位、切除的方法

幽門部切除

噴門部切除

噴門 9％

小彎20％

亞全胃切除

幽門　　　　　大彎　7％

（包括幽門在內，出現在胃下 3 分之 1 處的癌）50％　　＊根據國立癌症中心醫院住院症例（1980～1985 年末）的資料。

結腸癌、直腸癌

■特徵
飲食生活的歐美化而使患者急速增加

　　大腸大致可分為與小腸相連的結腸，以及與肛門相連的直腸。大腸癌依發生部位的不同，檢查法和治療法也不同，所以要分結腸癌和直腸癌來探討。

　　• **結腸癌**　結腸從靠近小腸附近開始，分為盲腸、升結腸、橫結腸、降結腸、乙狀結腸。其中乙狀結腸是最容易發生癌的部位。隨著飲食生活的歐美化，最初增加的就是乙狀結腸癌，而在日本，乙狀結腸癌的增加也成為問題。

　　• **直腸癌**　直腸癌一直維持穩定狀態，是男性稍多的癌。

■危險因子　　高脂肪、高蛋白質必須注意

　　飲食生活的歐美化，意即肉類、蛋白質、脂肪攝取量，以及總熱量增加。對歐美人而言，直到現在這些物質的攝取量仍然高出國

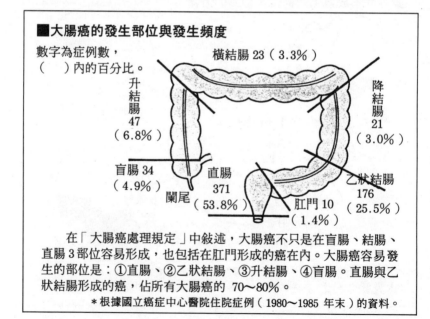

■大腸癌的發生部位與發生頻度

數字為症例數，（　）內的百分比。

橫結腸 23（3.3%）

升結腸 47（6.8%）

降結腸 21（3.0%）

盲腸 34（4.9%）

闌尾

直腸 371（53.8%）

肛門 10（1.4%）

乙狀結腸 176（25.5%）

　　在「大腸癌處理規定」中敘述，大腸癌不只是在盲腸、結腸、直腸 3 部位容易形成，也包括在肛門形成的癌在內。大腸癌容易發生的部位是：①直腸、②乙狀結腸、③升結腸、④盲腸。直腸與乙狀結腸形成的癌，佔所有大腸癌的 70～80%。

　　＊根據國立癌症中心醫院住院症例（1980～1985 年末）的資料。

人很多，因此成為大腸癌較多的原因。高脂肪、高蛋白質的飲食，是大腸癌的一大原因。

在大腸形成的息肉大都不會癌化，但是如果放任不管，有些會成為癌，這就是「家族性大腸息肉病」的疾病。這病變來自於父母親中任何一人，子女到了 20 歲為止，整個大腸會大量發生息肉。父母親或兄弟因大腸癌而死亡，或動過手術的人必須充分注意。

■致癌抑制因子
食物纖維、蔬菜等

食物纖維能夠吸收大腸癌的致癌物質，然後將其排泄掉，縮短糞便通過大腸的時間，縮短與致癌物質的接觸，具有這些作用。此外，花椰菜或高麗菜等油菜科的蔬菜中含有某種「吲哚體」這種抑制致癌的化學物質。此外，黃綠色蔬菜中含量較多的 β 胡蘿蔔素，也能夠防癌。

■症狀
初期階段無症狀，但是必須注意出血

初期階段並沒有決定為大腸癌的清楚症狀。待腫瘤增大以後，大都會感覺異常。大腸癌的症狀就是便血、血便、排便異常的便秘或下痢等。最初容易察覺到的就是血便。接近肛門的直腸和乙狀結腸形成癌時，在糞便的外側會流著好像拉長的線一般的紅色血液。很多人會自行診斷為「痔瘡」，但是必須要注意。

■診斷與治療
定期實施糞便潛血檢查

大腸癌只要檢查，這是較容易發現的癌之一。最簡單的方法就是進行糞便潛血檢查。利用這檢查發現糞便出血的話，則可能是大腸癌或胃癌。如果是直腸癌，用手指伸入直腸內觸診的指診較有效，能夠發現 70％的直腸癌，當然也要作 X 光檢查和內視鏡檢查。

如果是早期癌，利用高周波電流燒掉癌即可。如果利用這手術無法去除癌，就要動剖腹手術。如果是直腸癌，手術後必須重建人工肛門。雖說是人工肛門，可是經由訓練以後，對於日後的日常生活和社會生活也不會造成不便。

肝　癌

■特徵
男性較多，50餘歲達到巔峰期

　　肝臟為了維持生命，發揮重要的作用。首先說明一下肝臟的作用。

　　分別處理食物的養分，把必要的物質輸送到血液中，不是立刻需要的物質貯存起來。對於人體有害的物質，加以分解，進行解毒，送到腎臟等處。製造出消化吸收不可或缺的膽汁，調節荷爾蒙，貯藏維他命等，所以肝臟功能多樣化。不只是癌，像肝炎、肝硬化等疾病也必須要小心注意。

●肝炎、肝硬化變為肝癌的例子很多

　　肝癌最需要注意的，就是由肝硬化變為肝癌的例子佔壓倒性多數，而肝硬化大都是肝炎所造成的。

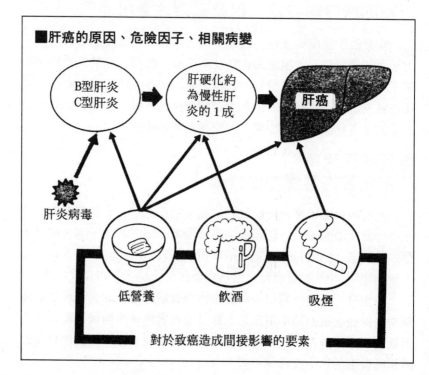

■肝癌的原因、危險因子、相關病變

B型肝炎
C型肝炎　→　肝硬化約為慢性肝炎的1成　→　肝癌

肝炎病毒

低營養　　飲酒　　吸煙

對於致癌造成間接影響的要素

●肝炎以病毒和酒為原因

「酒精性肝炎」的原因是大量飲酒，而「病毒性肝炎」則是感染肝炎病毒而造成的。

病毒感染的方式很多。抵抗力較弱的孩子一旦感染以後，長大成人以後經由輸血或性行為也會造成感染。但是，即使具有肝炎病毒，通常在感染時會形成「抗體」，藉著抗體的作用不會罹患肝炎。這抗體因為某種原因而無法發揮作用時，就會因為病毒而破壞肝細胞，引起發炎。

●反覆出現肝炎時，會變成肝硬化

罹患肝炎並不見得全都會變為肝硬化。要注意的就是反覆好幾次出現肝炎，這時肝臟細胞會漸漸壞死，細胞脫殼處被纖維芽細胞所填滿。這時，肝臟縮小、變硬，出現很多筋，這就是肝硬化的狀態。

●肝癌死亡者數男性為女性的 3 倍

男性罹患肝癌的機率增加，女性則有減少的傾向，也就是因為喝酒的男性較多所致。當然也有煙的害處在內，40～50 餘歲，隨著加齡，肝癌會遽增。

■危險因子
罹患過肝病的人

以下的人必須充分注意：

• 有肝硬化病情的人。

• 除此以外，曾經罹患過肝病的人。

• 以前接受過輸血的人。

• 有近親者罹患肝癌的人。

• 有長年飲酒歷或抽煙歷的人。

■症狀
食慾不振，身體倦怠，容易疲倦等

肝臟有「沈默臟器」之稱，肝癌和其他肝臟的疾病，如果症狀沒有進行到嚴重的地步，幾乎不會出現自覺症狀。此外，肝硬化、慢性肝炎合併出現的例子也很多，所以很難與其他肝病的症狀或肝癌有所區別。

肝臟腫脹，醫師觸診時覺得疼痛，在較早期時就會出現食慾不振，持續 37～38 度的輕微發燒，貧血、疲勞、倦怠感、體重減少等等的症狀，然後就會出現以下的症狀。

- ・上腹部清楚地摸到硬塊
- ・側腹、心窩疼痛
- ・腹部有膨脹感
- ・皮膚發黃

　　此外，如果出現肝硬化等強烈肝功能障礙時，前胸部會出現蛛網狀的血管瘤，手上出現紅色的斑點。雖然是男性，但是乳房卻像女性一樣膨脹。

■診斷
血液檢查、超音波檢查、Ｘ光攝影

　　肝癌的檢查方法很進步，能夠早期發現。依病情的不同，檢查內容也不同。

- ・血液檢查（包括肝功能、腫瘤標記、病毒檢查在內）
- ・超音波檢查

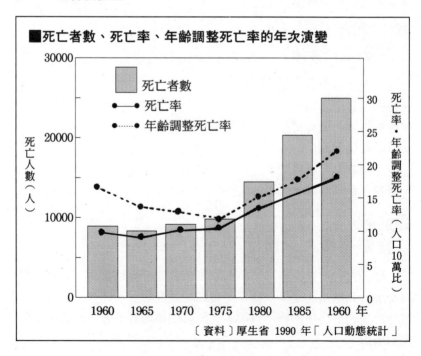

■死亡者數、死亡率、年齡調整死亡率的年次演變

〔資料〕厚生省 1990 年「人口動態統計」

・Ｘ光攝影（ＣＴ、ＭＲＩ、血管造影等）

・其他

血液檢查必須要重視ＧＯＴ、ＧＰＴ等的問題，這是在血液中的一種轉氨霉，也就是蛋白酵素的值。可以藉著這數值來調查肝炎的程度，即肝臟發炎的程度，而診斷肝癌時，血液檢查的腫瘤標記很重要。

ＡＦＰ（α胎蛋白）則是肝細胞在胎兒期製造出來的胎兒性蛋白質的一種。在胎兒時期，每個人的血液內都存在著這種蛋白質，長大成人以後就會消失。但是肝癌細胞會製造出大量的ＡＦＰ，調查這數值就可以發現到肝癌存在的機率相當高，可當成腫瘤標記。但是在罹患肝炎或肝硬化時，也可能會出現ＡＦＰ，所以不能夠進行 100％的確定診斷。

此外，是否有腫瘤也可以經由畫像診斷，要作超音波診斷或ＣＴ（電腦斷層掃描）檢查。這些檢查肉體的痛苦較少，而且也能發現較少的癌病巢。

■治療
依肝功能狀態決定是否可以動手術

肝臟看起來好像只有 1 塊，但是左右有 2 塊，而又各分為 2 塊，總計是由 4 塊所結合而成的。形成癌病巢的部位到底是在哪一塊？如果能夠了解，不必摘除整個肝臟，就可以進行精密的部分手術。

肝癌手術必須考慮肝功能的程度。正常的肝臟具有再生能力，預備能力也很大，所以即使切除 1 塊，剩下的肝臟也能夠加以配合，能力增大。所以要動肝癌手術，只能夠在肝功能良好的狀態下進行。

●肝功能有毛病時，進行肝動脈塞栓術

肝功能有問題時，要利用對於肝臟的負擔較少的方法。

其代表性的方法就是「肝動脈塞栓術」。這方法是塞住把氧和營養送達到癌的肝動脈，殺死癌細胞。肝動脈被塞住以後，正常肝細胞仍然能夠經由門脈而得到營養通路，也能保持肝功能。利用這方法可以治療合併中度肝硬化的肝癌，治療成績很好。此外，癌病巢也可以注入乙醇（酒精的一種），或者實行化學療法。

膽管癌

■特徵
40～60 歲較多，容易滲透

從肝臟到十二指腸有膽汁流通的管，稱為膽管。在中途與貯存膽汁的膽囊所形成的膽囊管會合，在膽道系氣管中，發生於膽管的癌稱為「膽管癌」，發生於膽囊的癌稱為「膽囊癌」。

膽管、膽囊都在身體的深處，所以在這部位所形成的癌以往較難發現，因此失去生命的例子並不少。但是現在利用超音波等診斷技術，能夠早期發現、早期治療，是可以治好的癌。

■危險因子
並沒有特定的危險因子

膽囊癌據說以擁有膽結石的患者較多見。但是擁有膽結石的人不見得就容易罹患膽囊癌，膽管癌與膽結石並沒有強烈的關係。目前並沒有特定出高危險群，但是現在了解到來自胰臟的管與膽管會流部分如果先天異常，較容易罹患癌。

■症狀
幾乎都會出現黃疸症狀

膽管癌是由肝臟伸出的左右膽管、總肝管、膽囊管、總膽管所發生的肝外膽管癌。這膽管癌幾乎都會出現黃疸症狀為其特徵。此外，也可能會出現食慾不振、發燒、腹痛等症狀，糞便的顏色為灰白色較多。

■診斷
使用血液檢查、ＰＴＣ等數種方法

・**血液檢查**　利用血清膽紅素（膽汁色素）或鹼性磷酸酯酶的數值來診斷。

・ＰＴＣ　直接把針刺入肝內膽管，注入造影劑攝影。

・ＥＲＣＰ　利用內視鏡觀察，同時從乳頭部把細管插入膽管

及胰管，注入造影劑攝影。

・**超音波、ＣＴ**　利用畫像診斷來作診斷。

■治療
動手術切除，為了防止再發要使用放射線療法

　　膽管癌本身的進行較慢，而沿著膽管的長軸方向進展顯著，而且膽管壁肌肉層較薄，周邊聚集很多淋巴管和血管，發現時可能已經滲透到周圍的組織或器官。治療方法則是要切除膽管、胰臟頭十二指腸，以及肝臟，因此有時候要動大手術。

　　為了防止再發，有時候要進行放射線療法和化學療法。

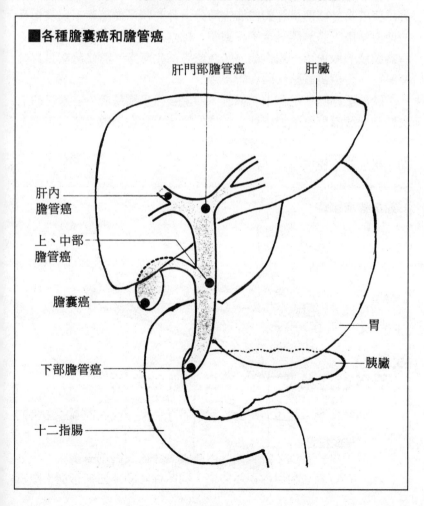

■各種膽囊癌和膽管癌

肝門部膽管癌

肝臟

肝內膽管癌

上、中部膽管癌

膽囊癌

胃

胰臟

下部膽管癌

十二指腸

胰臟癌

■特徵
急增中，顛峰期為 60 餘歲

　　胰臟長約 15cm，重約 70g，在胃的後側，即接近腹部背部的深處。右端接十二指腸，左側接脾臟。從十二指腸處開始，稱為胰臟頭部、體部、尾部。

　　機能方面則包括「內分泌」與「外分泌」。內分泌機能包括會分泌使成為身體熱量源的血液中糖分上升的胰高血糖素，以及相反的使血糖值下降的胰島素等荷爾蒙。此外，外分泌機能則是會分泌稱為胰液的澱粉酶、蛋白酶、脂肪酶等消化酵素。消化酵素具有分解澱粉、蛋白質或脂肪的作用。

　　胰液透過膽管送到十二指腸，胰臟癌幾乎都是發生在胰管的上皮細胞。胰臟癌是佔據癌死亡上位的癌，而且在這數十年以來，大約急增了 5 倍。罹患胰臟癌的年齡從 40 歲開始，60 歲到達顛峰期，男性為女性的 1.5 倍。

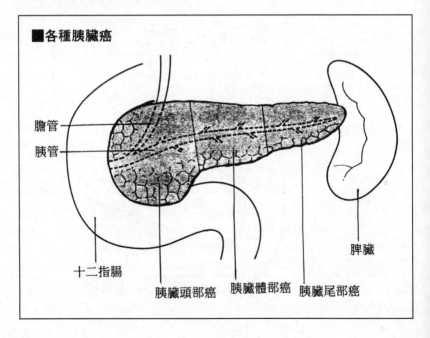

■各種胰臟癌

膽管
胰管
十二指腸
胰臟頭部癌
胰臟體部癌
胰臟尾部癌
脾臟

■危險因子
抽煙、肉食等

　　1 天抽 40 根以上香煙的人比不抽煙的人而言，危險的機率多達 2 倍。此外，動物性蛋白質、動物性脂肪攝取過多也是問題。

　　和酒沒有直接的因果關係。但是酒喝得過多所引起的慢性胰臟炎和胰臟結石症等都是問題，併發胰臟癌的例子並不少。喝酒也要適可而止。

■症狀
黃疸、疼痛、體重減輕

　　胰臟癌的代表性症狀就是黃疸、疼痛、體重減輕。這些症狀的出現則因癌在胰臟的哪一部分形成的不同而有所不同。

　　通過胰臟頭部的膽管受到壓迫，膽汁排出不順暢，就會引起黃疸。不過在較早的時期，出現黃疸的例子比較少，等到出現 3cm 以下的小癌時，發生黃疸的頻度約 15％。如果是體部或尾部癌，不會出現黃疸。

　　疼痛或體重減輕等，不論是在胰臟頭、體、尾部或任何部位的癌，都會發生這些症狀。上腹部和背部疼痛是早期胰臟癌較輕微的症狀。當癌持續進行時，會越來越嚴重，進行癌會持續難以忍受的疼痛。除此以外，還有食慾不振、全身倦怠感、噁心、腹部膨脹感等症狀。

■診斷與治療
早期發現，切除病巢

　　首先要進行血液檢查和尿液檢查。如果有異常則要再接受精密檢查，選擇不會帶來痛苦的超音波檢查或利用ＣＴ加以診斷。另外，也可以進行ＥＲＣＰ、ＰＴＣ、血管造影等檢查。

　　胰臟癌的症狀出現過了 1～2 個月以後，會快速進行，復原情況不良；所以 45 歲以後開始，要接受胰臟的檢查，以便於早期發現，切除病巢為大原則。有時候，無法早期發現恐怕也無法動手術。

　　胰臟癌是容易再發的癌，為了加以防止要照射放射線，同時為了預防癌細胞轉移到肝，因此，也要進行把抗癌劑注入肝動脈內的治療。

呼吸器官系的癌、診斷與治療

喉頭癌

■特徵　男性較多見，有時候會失去聲帶

　　喉頭是位於咽頭與氣管之間的器官，是空氣通過的氣道，在這裡有進行發聲的聲門。

　　喉頭癌大都是在聲門所形成的癌，不過在聲門上部形成的癌，為所有喉頭癌的 25～35%，在聲門下部出現的癌數目比較少。聲門出現癌時，即使是較小的病變也會出現聲音嘶啞的現象，因此很多人會到耳鼻喉科診治，所以也可以說是在較早期發現的癌。

　　喉頭癌的發生以男性佔壓倒性多數，接受喉頭全摘除手術等，會失去聲帶機能。

■危險因子　吸煙者佔壓倒性多數

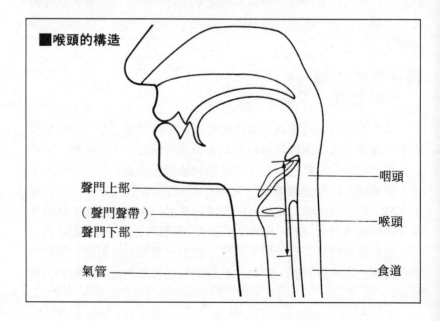

■喉頭的構造

聲門上部 ── 咽頭
（聲門聲帶）── 喉頭
聲門下部
氣管 ── 食道

罹患喉頭癌的人幾乎都是吸煙者，與非吸煙者相比，癌發生的機會多達 12 倍。男女相比較時，由於吸煙者以男性較多，所以男性為女性的 10 倍。尤其 50 歲以上的男性，有吸煙習慣的人要注意。煙是 97%的喉頭癌的原因。

■症狀
長久持續出現聲音嘶啞的症狀

　　聲音嘶啞大都是在感冒時或大聲說話時，或卡拉ＯＫ唱得太多才會發生。但是這種聲音嘶啞通常 3〜4 天，長則 1 週就能夠痊癒。

　　由於喉頭癌所造成的聲音嘶啞很難痊癒，而且有症狀越來越嚴重的傾向。40 歲以上的男性如果聲音嘶啞持續 1 個月以上，則疑似喉頭癌。

　　如果是發生在聲門上部的喉頭癌，不會出現聲音嘶啞的現象，但是吞嚥食物時，喉嚨有拉扯感。當癌繼續進行時，喉嚨的疼痛會影響到耳朵，甚至會出現血痰。

　　聲門下部的癌初期幾乎無症狀，但是爬坡時會覺得呼吸困難。這症狀會讓人誤以為是氣喘。

■診斷與治療
進行內視鏡檢查，採用放射線療法與外科手術

　　插入喉頭纖維鏡進行視診，然後照Ｘ光。有時候，需要利用顯微鏡精密檢查喉頭粘膜的病變。

　　聲門癌與聲門上部癌如果是屬於早期癌，放射線療法有效，能夠保存聲帶機能，所以大都可以使用放射線療法，也可以利用手術只去除聲帶粘膜。但是這療法照射後第 3 週，會出現伴隨疼痛的「粘膜炎」之副作用症狀。

　　只用放射線療法無法根治時，必須要摘除病巢。手術包括部分切除喉頭或喉頭全摘除術，依各階段的不同而有所不同。最近會併用化學療法當成輔助療法。

　　如果因為動手術而失去聲帶機能時，可以使用下喉頭、氣管、食道的粘膜，在氣管與口喉頭或食道之間製造通道（空氣的通道），可以把空氣送到這通道而發聲。如果利用食道，則把空氣吸入食道，然後一邊吐出空氣一邊利用食道入口代替聲帶產生振動而發出聲音。但是需要一些練習，很多人利用這方法就能夠重新恢復發聲。

肺　癌

■特徵
會成為癌死亡的第 1 位，只是時間的問題嗎？

　　世界先進國家的癌死亡第 1 位為肺癌，而國內近年來也有急速增加的傾向。以整個社會而言，車輛排放廢氣和工廠排放的煤煙。個人因素方面則包括吸煙等，都與肺癌有關。

●肺的形狀與作用

　　肺是佔據大部分胸部的半圓錐形的大型臟器，在外氣與血液之間進行二氧化碳與氧的交換。

　　肺的形狀由溝分為右側 3 個，左側 2 個的「肺葉」。氣管則在氣管分歧部分為左右的主支氣管，各自伸入肺葉中，而再分支為

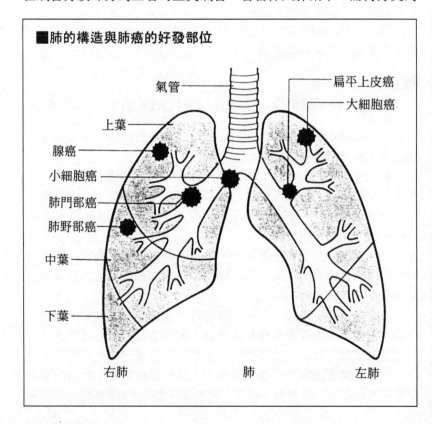

■肺的構造與肺癌的好發部位

氣管

扁平上皮癌
大細胞癌

上葉

腺癌

小細胞癌

肺門部癌

肺野部癌

中葉

下葉

右肺　　　　　　肺　　　　　　左肺

肺葉支氣管、區域支氣管、亞區域支氣管，然後到達進行肺氣體交換裝置的肺泡。在這條經路中，由主支氣管到進行 1～2 次分支為止的支氣管，稱為「肺門部」，而從較細的支氣管到肺泡稱為「肺野部」。

　　經由氣管進入人體內的外氣，經過 2 條主支氣管而進入左右的肺，然後再進入進行 20 次左右分支後形成的末端肺泡，在此進行血液中的二氧化碳與氧的交換。

　　氣管或支氣管內部的表面由纖毛細胞或腺細胞所覆蓋，但是出現慢性發炎症狀時，會變成扁平上皮，成為扁平上皮癌的基礎。腺癌則較多發生在支氣管末梢的細支氣管上皮。肺泡是由較薄的肺泡上皮細胞所覆蓋。

●肺癌的現在與將來的預測

　　現在，我國肺癌的死亡者數居第 2 位。

　　根據某項預測顯示，到了西元 2000 年時，日本的肺癌患者男

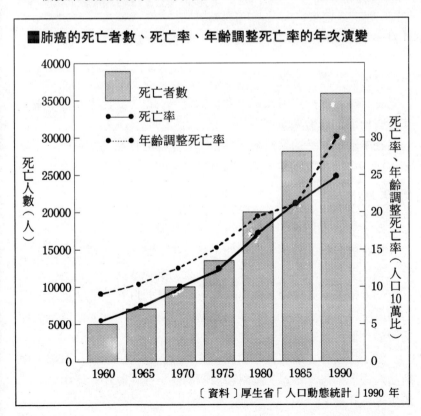

■肺癌的死亡者數、死亡率、年齡調整死亡率的年次演變

〔資料〕厚生省「人口動態統計」1990 年

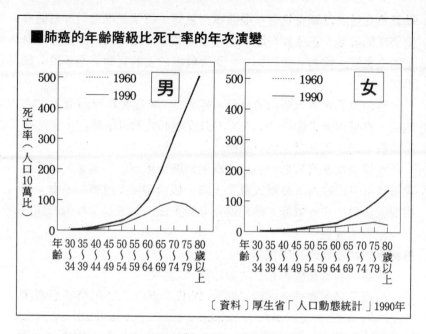

■肺癌的年齡階級比死亡率的年次演變

死亡率（人口10萬比）

男　……1960　──1990

500 400 300 200 100 0

女　……1960　──1990

500 400 300 200 100 0

年齡 30～34 35～39 40～44 45～49 50～54 55～59 60～64 65～69 70～74 75～79 80歲以上

〔資料〕厚生省「人口動態統計」1990年

性為 52000 人，女性為 18000 人。男性患者數在 1995 年時，已經取代胃癌成為第 1 位；而女性在西元 2000 年時，肺癌將成為第一位的癌，死亡者數到 21 世紀，的確會成為第一位。

在日本肺癌死亡者數的男女比約為 7 比 3。但是，近年來，女性有增加的趨勢。

在外國，先進國家的肺癌較多，是癌症死亡數的第一位。不過，趁早謀求吸煙對策的我國，肺癌罹患已經開始降低。

■危險因子
最大原因為煙

吸煙與肺癌的關係眾所周知，吸煙不只是本人，連周圍的人也會吸到二手煙，這與肺癌的產生有極大的關係。

一天抽 20 支煙以上，連續抽 20 年以上的人，可以說是肺癌的高危險群。當然，吸的愈多，肺癌的危險也就增加。而開始吸煙的年齡愈低，肺癌罹患率也愈高。

除了煙以外，還有其它致癌物質，像石蠟、砷、鎳、石綿、煤焦油的煙等都是。不過，要附帶說明的是，住在乾淨環境中的人，較少罹患肺癌。

肺癌以 40 歲以上男性較多見，所以不論您吸不吸煙，最好都能做一年 1 次的定期檢診。

■症狀
依癌症種類不同而有不同

依照「癌細胞的種類分類」可以分為 4 種，依種類不同，症狀也不同。尤其是①扁平上皮癌，和②腺癌的特徵完全不同。

①扁平上皮癌

容易在肺門部發生，發生頻率在 35％左右。根據統計，它的發生與煙的關係最大。非吸煙者幾乎不會出現。此種癌症容易出現咳嗽、血痰等自覺症狀，因此是比較早期就能發現的癌。

②腺癌

大多在肺野部形成，佔整體肺癌的 45％，是最多的一種。此外，女性的肺癌約 70％都是屬於這一型。這型癌症症狀較難出現，而且是容易轉移的癌。

■診斷
X光攝影、咯痰檢查、ＣＴ診斷、內視鏡診斷

肺癌診斷，開始是利用胸部X光攝影和咯痰檢查，而確認是否為癌細胞，則需以內視鏡來檢查。

如果光靠X光攝影的照片很難判斷時，可以利用ＣＴ裝置，活用斷層掃描法，將身體環切進行攝影。此外，用內視鏡診斷時，也可以切取組織進行病理診。

■治療
外科手術、化學療法、放射線治療

罹患肺癌的第一選擇是手術療法。手術的原則，是要將成為病巢的肺葉與肺門以及縱隔的淋巴節全部摘除。但是，高齡者和肺功能較弱的人，無法將病巢側的肺全部切除，所以只摘除有病巢的肺葉，而剩下正常的肺，則採用「支氣管形成術」將其吻合。

小細胞癌使用放射線治療有效，此外，也可以用雷射光治療代替放射線治療。化學療法可以防止癌的轉移和再發，此外，對於小細胞癌較容易產生效果，也可以使用。

其他的癌、診斷與療法

前列腺癌

■特徵
由於高齡化與飲食生活的歐美化有增加的傾向

前列腺，位於男性膀胱出口處，好像包住尿道，如核桃般大的器官；與男性生殖機能有重要的關係。青年期以後機能逐漸衰退，同時出現老化的現象。前列腺肥大症和前列腺癌會增加。

前列腺癌大多發生在前列腺的後方和側面的外面；而肥大症則多發生在前列腺的內側部分增大。前列腺癌有顯著增加的傾向。這是因為高齡化與飲食生活的歐美化所造成的。

■症狀
排尿不順暢等排尿障礙

初期很少出現症狀，當癌繼續進行時，晚上起床上廁所好幾次的頻尿現象以及排尿不順暢、排尿花較多時間、經常留下殘尿感等排尿障礙會出現。

■診斷與治療
用直腸指診就能做出診斷

利用問診與直腸指診就能做診斷。直腸指診是用手指插入肛門，通過直腸壁觸摸前列腺，調查其形狀和硬度。此外，也做超音波檢查，ＣＴ等畫像診斷，或者利用血液檢查調查腫瘤標記等。

早期發現可以用荷爾蒙治療。前列腺本身和前列腺癌沒有男性荷爾蒙就無法發育，也沒有任何機能，所以要抑制男性荷爾蒙的分泌，必須切除睪丸或投與抗男性荷爾蒙等。另外，也要併用化學療法。

膀胱癌

■特徵
50歲以上需要注意

　　膀胱癌是不分男女都會發生的癌；男性為女性的 2～3 倍，50歲以上的人較多見是其特徵。膀胱癌是進行較慢的癌，就算發現也為時未晚，而且復原情況非常的好，但是再發較多，因此，放任不管的話，可能會轉移至淋巴節等全身的各臟器中。

■症狀
肉眼可以看到的血尿是警告信號

　　膀胱癌的初期症狀是血尿。膀胱癌的患者有 75％，本人都可以看到血尿。但是，血尿有些是必須靠顯微鏡觀察才能判斷的。

　　血尿的出現方式，可能 1 天 1～2 次，也可能 2～3 天才出現一次，後來就斷斷續續的出現，或者是幾個月或幾年再出現。在這個期間病變不斷進行，因此，有血尿出現，不要迷惘，趕緊接受泌尿科的診斷。

■診斷與治療
從驗尿開始，採用膀胱保存或根治療法

　　診斷首先從驗尿開始。驗尿發現血尿時，要利用尿檢體進行細胞診，進行尿液檢查，利用膀胱鏡判斷腫瘤的性質。另外也可以利用超音波檢查或ＣＴ電腦斷層掃描進行畫像診斷。

　　膀胱癌的治療以手術為主，此外，也可以進行化學療法、放射線療法、溫熱療法、雷射療法等，手術包括保存膀胱機能的膀胱保存療法，及膀胱全摘除的根治療法。如果是早期癌，使用內視鏡切除病巢癌即可。

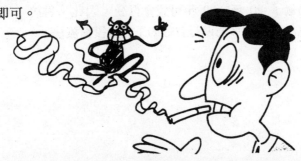

腎　癌

■特徵
40～60 歲，男性為女性的 2 倍

　　腎臟是產生尿的細胞所構成的實質部分，以及所形成的尿加以貯存的腎盂、腎杯等部分所構成的。出現在腎臟的癌，包括在腎實質細胞所形成的腎細胞癌，以及在腎盂、腎林尿路上皮這種粘膜細胞所形成的腎盂腫瘤。罹患率為腎細胞癌是 8 比 2 較多，近年來有增加的傾向，患者年齡為 40～60 歲，男性為女性的 2 倍。

■症狀
血尿、腎臟腫脹、疼痛

　　腎臟癌的三大主要特徵是，血尿、腎臟（測腹部）的腫脹、疼痛，這三種症狀有時會一起出現。

　　腎癌一旦轉移至肺或骨，就會出現呼吸困難或骨疼痛、骨折等症狀。此外，紅細胞生成素這種增血荷爾蒙會增加，因為紅血球增多而臉色異常發紅，或相反的，因為持續血尿而出現貧血症狀的人也不少。

■診斷與治療
早期階段可利用手術根治

　　最近使用超音波診斷及ＣＴ電腦斷層描寫的畫像診斷為主力診斷法。雖然為了確定診斷，血管造影有效，不過最近則改用ＭＲＴ（核磁氣共鳴映像法）。

　　病巢如果在腎臟內的話，則要摘除腎臟、副腎與腎臟周圍的脂肪組織。如果是初期發現的癌，這個手術就能夠完全治癒。但是，這個癌過了 20 年、30 年可能會再發，因此，對於小的轉移，尤其是對於肺的轉移要進行有效的干擾素投與療法。

睪丸癌

■特徵
國人較罕見的癌

　　睪丸癌是國人較罕見的疾病。不過，發病時期是一大問題，所以也算是嚴重的疾病。睪丸癌的發病為 0～3 歲、20～40 歲、60歲以上這三大顛峰期。20～40 歲的青壯年期最多。分為「精原細胞瘤」與「非精原細胞瘤」兩型。精原細胞瘤（精上皮瘤）是來自來精子起源的胚細胞，而其他的腫瘤則稱為非精原細胞瘤。

■症狀
睪丸腫脹變大

　　症狀非常明顯，任何一邊的睪丸會變大，但是幾乎不會感覺疼痛。因為不痛同時不會對日常生活造成阻礙，而且又是隱私處，所以可能會延遲去醫院的時間，這是最嚴重的問題。因為這種癌的惡性度很高，而且進行和轉移較快為其特徵，如果拖延受診的日子，恐怕會後悔莫及。因此，一定要經泌尿科專門醫師診斷，做出正確的判斷。

■診斷與治療
抗癌劑的效果極大

　　ＣＴ電腦斷層掃描、超音波診斷、胸部Ｘ光檢查、淋巴管造影、閃爍法等，都可以調查出腫瘤及其擴散的情形。

　　這個疾病進行得非常快；發現時，可能在淋巴節、肺等處出現較大的硬塊，而且很多都是進行癌。以前，認為一旦出現這種轉移就是致命的現象，不過現在以ＣＩＳＰＬＡＴＩＮ為主的抗癌劑組合運用的化學療法，展現極大的效果。

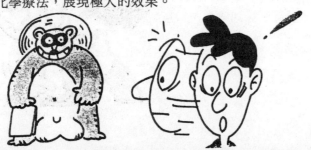

惡性淋巴瘤

■特徵
淋巴組織受損的惡性腫瘤

　　人體包括病人間的感染在內，只有防止來自外界各種異物進入的構造，其中之一就是免疫構造，而主要作用是由淋巴系統來完成的。淋巴系包括淋巴液、淋巴管、淋巴節（俗稱淋巴腺）所組成的。淋巴節等淋巴組織形成的惡性腫瘤稱為「惡性淋巴瘤」。

■症狀
淋巴節的腫脹、全身倦怠感

　　惡性淋巴瘤最多的就是頸部淋巴節，出現自覺症狀為覺得有顆粒的腫脹物。這個疾病的 4 分之 3 都是這種症狀，除此以外，可以由身體外側確認的淋巴節的腫脹則包括腋下、腹股溝部（大腿根部）等處。這個圓滾滾的腫脹物，既不痛也不發紅或發燙，這個腫脹物會慢慢變大。淋巴節在身體的深部，而這些地方也會腫脹。

■診斷與治療
利用病理診斷，以化學療法為主體

　　惡性淋巴瘤即使專門醫師也很難診斷。而懷疑的例子則必須在設備完善的血液專科醫院進行診斷。診斷最重要的就是利用切片檢查的病理診斷。而治療的基本原則是全部殺死（腫瘤細胞一個也不留，完全根絕）。要使用複數的抗癌劑，採用「多劑併用療法」的化學療法。同時也可以併用放射線療法。另外，也可以考慮骨髓移植等方法，是可以治好的疾病。

骨髓性白血病

■特徵
為血癌，分為急性型和慢性型

　　血液由紅血球、白血球和血小板所構成。骨髓有稱為幹細胞的細胞，一旦成熟以後就會進入血液的循環中，而形成紅血球、白血球和血小板。但是，如果幹細胞發生異常時，還未成熟的細胞大量增殖，這些細胞就是白血病細胞。因為已經癌化，所以無法發揮白血球原有的免疫機能，同時也欠缺包住病原體將其吞食掉的作用，使正常細胞的生產能力減退，引起各種毛病。

■症狀
急性白血病會出現症狀

　　白血病大致分為急性和慢性，急性白血病是未分化白血病細胞急速增殖而形成的，放任不管不治療的話，1～2 個月會死亡。而慢性白血病不會出現明顯的症狀。但急性白血症會出現原因不明的發燒、容易出血等症狀。

■診斷與治療
骨髓穿刺檢查、骨髓移植為有效的治療法

　　不論急性、慢性，白血病的診斷方面，血液檢查和骨髓穿刺檢查是不可或缺的。從骨髓中採取骨髓液，檢查血液細胞數，發現異常細胞，藉此，可以確實成為症狀原因的疾病。白血病的治療，除了服用一種抗癌劑、抗白血病劑以外，盛行的方法是骨髓移植。不只在短時間內進行，而且要利用看門診的方式定期檢查及投藥。藉著骨髓移植及併用抗白血病劑，能夠提升非常好的治療成績。

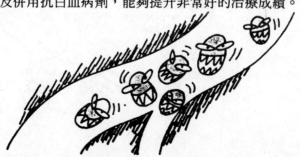

癌檢診、癌治療的最前線

癌的檢查法

　　癌的預防包括一次預防與二次預防。一次預防就是從生活習慣中找出癌的發生原因，努力遠離這些原因，保護自身。

　　所謂二次預防則是藉著早期發現、早期治療，遏止癌的進行，以免因為癌而失去生命。二次預防最大的重點就是要早點發現癌，這樣才能早點掌握癌的病情。因此，檢查法非常的進步。

■團體檢診
可以利用住民檢查和職場檢診

　　團體檢診包括住民檢診和職場檢診。如果是公家的檢診則由中央政府或者是各縣市利用公費補助。所以，不需付費或者只要付一點點的費用，癌檢查包括胃癌、子宮癌、乳癌、肺癌、大腸癌檢診。對象為 40 歲以上男女，對 30 歲以上女性則實施乳癌、子宮癌的檢查。住民檢診依各城鎮的不同，實施內容也有不同。可以向各城鎮的衛生所洽詢。

　　企業團體一年至少必須為職員進行 1 次的檢診，這個職業檢診並無義務要檢診癌，但是與醫療機構互助合作，利用身體檢查的方式來進行癌檢診的工作單位也增加了。

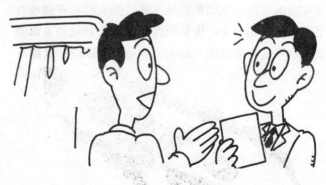

■個別健診
一年做 1 次身體檢查

個別健診是沒有辦法接受團體檢診的人，或是擔心自覺症狀的人，個別接受檢查的檢診制度。在哪裡可以接受個別健診？可以向衛生所洽詢，它可以幫你介紹。

身體檢查的健康診斷以及癌檢診都是重點。身體檢查分為長期檢查和短期檢查，1 日檢查、主婦檢診等等，也可以向醫療機構洽詢，一年接受 1 次健診。

個別健診不能使用健康保險，全額都必須由個人支付，因此花費較多的費用。但是，可把它視為一定時間的安心費，不要吝嗇這一點點的辛苦和費用，才不會因為癌而失去生命。

■各種檢查方法
不要害怕精密檢查，要接受診斷

癌的精密檢查，有的人害怕診斷罹患了癌症，或者是對癌根本不表關心；因此，事實上約有 20％的人不接受這項檢查，可是這樣就無法做二次預防。檢查，可以讓自己清楚是否罹患疾病，儘管說是精密檢查，也不要害怕，一定要接受診斷。

下面為各位介紹為了治療而進行的檢查，以及現在利用的主要檢查法：

●Ｘ光診斷，包括單純攝影與造影攝影

Ｘ光診斷的方法大致分為單純攝影和造影攝影。單純攝影，就是利用病變部分和正常部分對Ｘ光的吸收率不同，因此，可以掌握胸部、骨、腹部、乳房等臟器的全體像來使用這種檢查。造影攝影則是靠單純攝影無法判斷的病變，而將造影劑這種物質送入體內，為了得到對比度較高的畫像，而使用的方法。

●ＣＴ電腦斷層掃描　環切身體進行攝影

ＣＴ是電腦斷層掃描的簡稱，利用電腦進行斷層攝影的意思。ＣＴ電腦斷層掃描，是利用ＣＴ裝置的掃描診斷法，以往的Ｘ光攝影只能夠取得平面攝影圖，而使用ＣＴ以後，能將人體任何部位進行環切，拍攝斷層圖片。這個ＣＴ電腦斷層掃描，對於腦腫瘤、肝癌、腹部的滲透、轉移等全身各臟器內部的診斷、淋巴節腫瘤的發

現等，都具有非常好的效果。

●ＣＲ法　畫像的濃淡、對比產生變化

　　與ＣＴ電腦斷層掃描同樣利用電腦的新Ｘ光攝影法。將Ｘ光畫像化為數字信號，由電腦加以處理，因此，也稱為數字射線照相術。這個診斷法與以往的Ｘ光攝影相比較，只要使用少量的光就能拍攝到畫面。此外，畫面的濃淡、對比等，也可以賦予變化。較容易掌握病變，提升檢查能力。

●內視鏡診斷　觀察體內不可或缺的檢查法

　　內視鏡，包括檢查子宮頸癌的陰道鏡、診斷直腸的直腸鏡、檢查膀胱的膀胱鏡等金屬制的「硬性鏡」，以及稱為纖維鏡的「軟性鏡」。現在主要是使用軟性鏡—纖維鏡。具有柔軟性，且前端附帶有照明裝置，因此，可以彎彎曲曲的進入體內深處，觀察病巢。這個內視鏡不光只是觀察而已，也可以從鉗子孔這種孔中插入鉗子，取出病變部的組織。如果是息肉等病變也可以加以切除。

●電子內視鏡　附帶超小型攝影機

　　在纖維鏡的前端，附帶超小型攝影機的內視鏡。能夠插入支氣管區域。此外，為了供支氣管鏡使用，開發出來最細的、外徑 5.4 mm、畫素數為 14100 的內視鏡，經由電腦處理，可以提升畫像的解像力。

●超音波診斷　不使用Ｘ光的畫像處理

　　這個診斷法，也稱作「超音波檢查」。也就是將超音波向體內發振，而將其反射波的強度轉換為電子信號，如此，使得體內的臟器狀態成為映像顯現出來。這個檢查所使用的超音波，是人耳聽不到的高周波數，對身體的組織和細胞不會造成損害，與放射線無關。通常利用這個檢查所得到的畫像，能夠立刻顯現在電視畫面上，配合必要時，也可以錄影下來。

●ＭＲＩ診斷　可以環切，可以縱切

　　ＭＲＩ就是「核磁氣共鳴畫像法」。使人體置身於強力磁場中，照射特殊電磁波，使得細胞內的氫原子核的陽子產生核磁氣共鳴。ＭＲＩ利用這個現象得到的情報，用電腦加以解析、映像化。這個方法可以得到血液和軟部組織的情報。

●腫瘤標記　檢查癌的標誌

　　癌細胞會製造出正常細胞所沒有的蛋白質或酵素、荷爾蒙等。

此外，因為有癌，所以會與其他的細胞反應，而產生特定的物質。像這種成為癌標誌的物質，就稱為「腫瘤標記」。檢查血液或尿、腹水等、檢查腫瘤標記，可以知道癌的存在，同時，也可以了解癌的種類和性質等。

●細胞診　用痰等物質採取細胞進行檢查

　　疑似癌的組織，自然剝離後，採取細胞；或是以人工的方式擦取細胞；或是用針刺吸取得到標本，在顯微鏡下加以檢查的方法。細胞診要取得成為檢查材料的組織片，最適合用來診斷較困難診斷的臟器或部位。細胞診和接下來要說明的切片檢查，都納入病理學檢查的範圍內。在確定癌診斷時，是不可或缺的檢查。

●切片檢查　先取一部分的臟器進行檢查

　　切片檢查是直接利用穿刺或切除等方法，採取疑似癌的臟器的一部分，由病理醫師加以檢查的方法。採取的組織通常切成薄片，染色，用顯微鏡調查切片。此外，還有一種手術切除切片檢查，也就是利用手術採取的標本，在手術時進行檢查。以檢查結果當成參考，來決定切除的範圍。

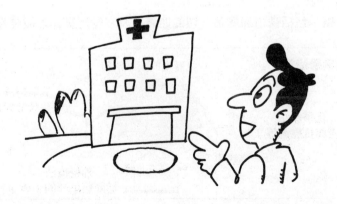

癌的治療法

　　癌的治療主要是切除病巢，要利用外科療法，也就是手術。利用手術治療癌的歷史悠久，在日本西元 1805 年，華岡青洲就進行乳癌手術，在歐洲 19 世紀末，也成功的進行了內臟癌的手術。

　　後來外科療法經過各種改善，現在已達到完成的境界了。但是，利用切除方式去除腫瘤，或者是減少腫瘤的大小，是屬於外科療法的範圍，但是不算是完整的療法。剩下的腫瘤，或者是轉移的癌細胞要加以撲滅的話，必須使用放射線療法、化學療法、溫熱療法、雷射療法和骨髓移植等。首先，就從現在的「集學的治療」之想法，為各位說明各種治療法。

■集學治療
併用各治療法提升治療效果

　　對於癌的治療法，包括外科手術、放射線療法、化學療法等。但是，單獨使用，治療效果有限。因此，可以併用這些治療方法，截長補短，來提升治療效果。這就是所謂的集學治療。

　　換言之，外科醫師、內科醫師和放射線科醫師，要互助合作。利用各種技術和治療法互相支援、互相補強，搭配組合來進行治療。現在的癌治療，基本上就是利用集學治療法。

■外科療法
重視生活品質

　　癌，包括像白血病這一類的血液癌及在特定臟器形成腫瘤的固

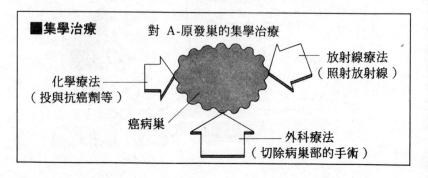

■集學治療　　　對 A-原發巢的集學治療

放射線療法（照射放射線）

化學療法（投與抗癌劑等）

癌病巢

外科療法（切除病巢部的手術）

體癌。固體癌第一個選擇就是動手術切除癌病巢。

外科手術的目的是切除癌病巢，而手術也可能會損壞身體的機能和外觀；所以，就算癌全癒，可是對日常生活會造成阻礙或是無法出現在人前，以真正的意義來說，並不具治療效果。所以，現在重視手術後的生活，希望能夠得到更好的生活品質，因此，目標朝向根治的方向發展。希望能夠保持臟器的機能，或者是重建失去的臟器。

■放射線療法
不切除臟器而擊潰病巢

將一定量以上的線量放射線照射在生物的細胞上，而使細胞被破壞掉。此外，一般來說，癌細胞比正常細胞更無法抵擋放射線。利用這個原理，放射線療法可以用來治療癌。

放射線療法可以自由選擇照射範圍和線量等，所以應用範圍廣泛，30％～50％的癌症患者都會實施這種療法。同時，可以和外科療法、化學療法組合，提升相輔相成的效果。所以，現在已視為是集學療法的一環來實行。

■化學療法
利用抗癌劑殺死擴散的癌

化學療法就是利用化學物質殺死癌細胞，或者是使其減弱的治療法。利用特定的化學物質（抗癌劑），殺死癌細胞或是減弱其作用，利用人體原有的抵抗力而殺死癌細胞。化學療法以往是對於在淋巴及造血器官所形成的腫瘤使用的方法，後來，因為新藥的開發，即使是固體癌，也可以使用化學療法。

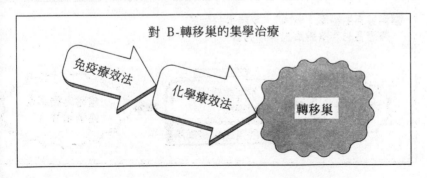

對 B-轉移巢的集學治療

免疫療效法 → 化學療效法 → 轉移巢

抗癌劑主要目的是為了破壞或殺死癌細胞，不過，細胞本身的基本構造和正常細胞相同，因此容易產生副作用。如何解決副作用是治療成員拼命努力的目標。現在藉著開發副作用較少的藥劑及併用溫熱療法等其他的療法，減少藥劑的投與量，而且嘗試確實能提高效果的投與法。

■溫熱療法
攻擊不耐熱的癌細胞

生物的細胞如果暴露在一定以上的高溫上，維持生命所需要的蛋白質會凝固死亡。而癌細胞與正常細胞相比，更不耐熱。因此，巧妙利用癌細胞的這個弱點的，就是溫熱療法。

通常癌細胞開始死亡的溫度是 41.5 度，因此，使用局部加熱法或是讓電流通過患部，或者是利用微波或超音波加溫到 42 度左右，就可以加以治療。全身溫熱療法，通常是使用體外循環裝置，將從股動脈取出的血液加熱，再使其回到股靜脈側。這個療法會使全身溫度上升到 42 度左右，一邊從直腸檢測患者的溫度，一切讓患者在全身麻醉下接受治療，不會有痛苦和不安。

■雷射療法
在診斷與治療上非常活躍

具有強力能量的雷射光，運用在雷射手術或者是殺菌用照射裝置等方面，在醫療上廣泛使用。這個雷射與內視鏡併用的技術開發出來，成為癌治療上的強力武器。雷射療法之一是利用高出力雷射光燒掉腫瘤，而另外一種則是利用低出力雷射光，應用光化學反應

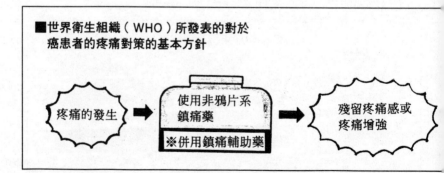

■世界衛生組織（WHO）所發表的對於
　癌患者的疼痛對策的基本方針

疼痛的發生　➡　使用非鴉片系鎮痛藥　※併用鎮痛輔助藥　➡　殘留疼痛感或疼痛增強

而加以治療。

■骨髓移植
對於血癌非常有效

　　骨髓是分佈在骨內側較多血管的部分，具有製造將氧送到體內的紅血球以及負責免疫工作的白血球的成分的機能。骨髓移植就是將健康骨髓細胞移植到受到疾病侵襲的患者的骨髓內，使造血機能更新，能製造出新鮮血液的方法。這個治療法能應用在白血病和惡性淋巴瘤等血癌上。此外，乳癌、神經芽瘤、腦腫瘤的治療也可以嘗試。

　　但是，骨髓移植需要骨髓提供者；而提供者與患者必須有同型的骨髓才行。因此，也可以採取病患本身的骨髓，從自去除不良的細胞，冷凍保存再使用，或者是進行自家骨髓移植。

■癌的疼痛對策
有效的利用鎮痛劑

　　初期幾乎沒有自覺症狀，隨著癌病變的進行，逐漸開始產生疼痛，而難以忍受的疼痛會持續出現。為了去除疼痛，要投與鎮痛劑。依癌進行的階段不同，以及疼痛的個人差異，所以，鎮痛藥的給予方式也一定。疼痛嚴重時，可以麻痺從脊髓伸出會感覺疼痛的後根神經，而近年使用的嗎啡系列的麻藥控制疼痛已經有了顯著的進步。

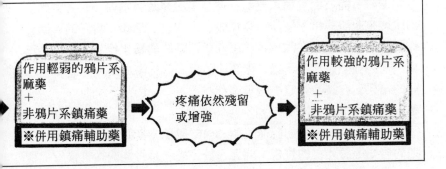

作用輕弱的鴉片系麻藥
＋
非鴉片系鎮痛藥
※併用鎮痛輔助藥

疼痛依然殘留或增強

作用較強的鴉片系麻藥
＋
非鴉片系鎮痛藥
※併用鎮痛輔助藥

癌告知及問題點

對於癌患者，是不是應該告訴他罹患癌症這個問題，衆說紛紜，莫一是衷。當然必須依各種不同的情況和程度加以應對才行。近年來，「如果罹患癌症的話，希望能夠告訴自己」的人增加了。或是，在告知後，會積極面對挑戰的人也增加了。

●不告知的例子

不希望告知癌的人有很多不同的型態。有的人因為知道沒有治癒的希望，不想知道自己罹患癌症。或者是，如果有痊癒的希望，則希望能夠知道自己得了什麼病。此外，雖然什麼都不想知道的人數目不多，但是還是存在的。

如果不告知的話，雖然患者不必承受罹患癌的打擊，可是，對主治醫師而言，沒有辦法對患者詳細說明治療內容，也是一大阻礙。而鎮痛劑有些會產生強烈的睡意，或是產生強烈的副作用，沒有辦法對患者說明使用這些藥物的正確理由。因此，患者和醫師之間的信賴關係一定會被破壞。另外，如果不告訴患者罹患癌症，而說罹患其他疾病，則有的患者會自行判斷而展現行動，可能無法提升治療效果。

那麼，不要由醫師而藉由其他管道來告知患者又如何呢？這樣更會使得患者更不信任醫師了。

●告知的例子

癌告知，就算已經抱持覺悟之心來聆聽最後的宣判，可是當然會深受打擊。相信各位不難想像到這一點。除了肉體的痛苦以外，面對死亡，恐怕很難表現出求生存的勇氣。

這時所需要而且很重要的，就是主治醫師必須細心的考慮患者的狀態來說明病情。同時，醫療成員之間也必須建立更好的互助合作關係。包括家人在內，也必須給予適當的建議才行。如果患者湧現鬥病的強烈意識還不錯，但是，依每一個情況的不同，也會有不同的結果。有時也有它的困難度存在。

●末期癌的情形

一般而言，末期癌餘命只剩 3～6 個月，也就是說，在這個時期的告知等於死亡的宣告。問題在於，患者是否能夠從容接受這種

死亡的宣告。

　　死亡的宣告用話來說很簡單，但是問題卻很困難。末期癌患者，可能會陷入自暴自棄的狀態中；但是，很多患者暫時會出現深受打擊的狀態，可是慢慢還是會恢復冷靜接受自己死亡的事實。像最近成為話題的安寧病房等，如果設備完善的話，對患者而言是一大福音。但是，對國人而言，是否真的能夠利用這種設備，將是今後的問題。

●癌告知能夠提升治療成績

　　告知罹患癌，與不告知罹患癌的情況加以比較時發現，對日後治療的成績會有很大的差距。根據對醫師的問卷調查發現：告知癌的醫師中 1034 人回答「較容易治療」，相反的回答「較難治療」的醫師只有 176 人。此外，認為「病情好轉」的醫師有 413 人，認為「惡化」的醫師有 168 人。也就是說，接受癌告知具有強烈的恢復意志是非常好的。

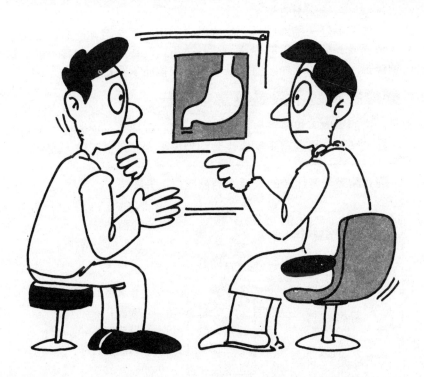

防癌重點

戒煙＝不抽煙

煙與癌有密切的關係，在「癌的檢診與治療」項目中，已經和各位探討過了。

以國內 40 歲以上的男性為對象，長期調查的結果發現，一天抽 25 根以上香煙的人與不抽煙的人相比，喉癌死亡比高達 90％以上，肺癌死亡比高達 7 倍以上，的確是驚人的數字。

■現在立刻戒煙，危險率不全上升

如果你不想因為抽煙而罹患癌症的話，那就立刻戒煙吧！只要戒煙，危險度不會再增加，而且戒煙後 5 年，幾乎就和不抽煙的人一樣，危險率會降低。

煙並不是一種裝飾品，煙中所含的尼古丁會讓你拼命的想抽煙，會養成一種習慣性的中毒，這就是所謂的香煙病。此外，就算知道煙害，也無法戒煙，這就是一種煙依賴症，算是精神病了。

■煙的害處不只是罹患癌而已

煙的壞處不只是罹患癌症而已，像心肌梗塞、狹心症、腦溢血、腦梗塞等循環器官系疾病也會受到煙極大的不良影響。此外，呼

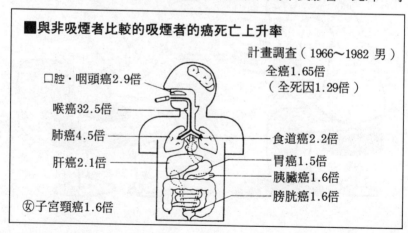

■與非吸煙者比較的吸煙者的癌死亡上升率

計畫調查（1966～1982 男）
全癌1.65倍
（全死因1.29倍）

口腔・咽頭癌2.9倍
喉癌32.5倍
肺癌4.5倍
肝癌2.1倍
食道癌2.2倍
胃癌1.5倍
胰臟癌1.6倍
膀胱癌1.6倍
⑳子宮頸癌1.6倍

吸器官系疾病和消化器官系疾病，一樣也會受到煙不良的影響。

煙是成人病的關鍵，戒煙是最好的健康法。

■二手煙的危險性也很大

吸煙者所吸入的煙是「一手煙」，而煙飄散在室內形成「二手煙」。二手煙中含有幾千種化學物質，其中也含有成為癌關鍵的強力致癌物質。即使本人不吸煙，但是，同室的人有人吸煙的話，肺癌的死亡率會增加兩倍，在公共場合，廣泛實施戒煙運動是非常好的事情。

■年輕時抽煙更為危險

罹患肺癌的人，大多是從少年、少女時期就開始抽煙的人。如果開始吸煙的年齡愈低的話，就愈危險。雖然法律禁止未成年者吸煙，但是，周圍的人也要注意，不要讓他們吸煙。

■吸煙時形成一氧化碳中毒

利用支氣管鏡觀察肺的支氣管內的情況，就能夠一目瞭然的發現，吸煙者與非吸煙者的不同。

非吸煙者的肺非常乾淨，呈現橙紅色；而吸煙者的肺因為有碳粉附著，或者是因為貧血而泛白，呈現不健康的顏色。

也許有人認為有濾嘴的香煙應該就不要緊了，但是，在吸煙中，血液經常是處於一氧化碳的中毒狀態下。這種急性障礙會導致動脈硬化等的慢性障礙出現。

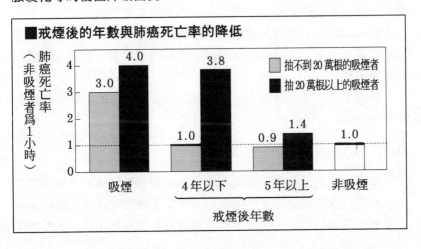

■戒煙後的年數與肺癌死亡率的降低

攝取均衡的飲食

癌的原因在於食物，仔細想想的確覺得很可怕，也令人感到困擾。那麼，是不是所有的致癌物質都不要吃呢？那也是不可能的。那麼到底應該吃什麼比較好呢？我們來探討一下。

■烤焦的部分和發霉的食物不要吃

魚或肉烤焦的部分或是發霉的食物，有強烈致癌性，不要吃。

■鹹的食物也要注意

鹽分攝取過多與胃癌的發生有密切的關係。此外，鹽分攝取過多，也是形成高血壓和動脈硬化的原因。食物的口味吃得淡些，能夠品嚐食物原有的甘甜味較好。

■燙的食物冷卻後再吃

口腔內或食道粘膜因為太燙的飲食而受到燙傷，使得再生上皮細胞增加，就會提高致癌的危險性。為避免增加對胃的負擔，一定要改掉吃燙的食物、飲料的習慣。

■利用黃綠色蔬菜攝取維他命和飲食纖維

β胡蘿蔔素、維他命A、C、E，具有抑制致癌的作用，含有這些維他命的蔬菜要多吃。當然，蔬菜要生吃也可以；可是，生吃的話沒有辦法吃到大量的蔬菜。蔬菜最好煮過、燙過，使龐大的體積縮小再來攝取，才能吃得比較多。充分攝取蔬菜，也能一併攝取到食物纖維。

考慮菜單、選擇蔬菜時，首先要選擇含有豐富維他命的黃綠色蔬菜。

■吃八分飽，吃各種食物

如果每次用餐都要吃得飽飽的否則就覺得不舒服，可就糟糕了。肥胖是成人病的溫床。吃得太飽，脂肪也會攝取過多，脂肪攝取過多會成為癌的原因，所以，脂肪攝取過多也需要注意。另外還注

意不要吃甜食，尤其砂糖等吸收迅速，攝取過多會成為中性脂肪（三酸甘油酯）蓄存人體內。

　　吃八分飽，充分咀嚼食物或者是慢慢的吃。而在菜單的挑選方面也要注重均衡的營養，吃各種食物。

■不要每次吃同樣的東西，要富於變化

　　雖說蕨菜具有致癌性，但是，只要不是只吃這種食物或是每天吃的話，就不會罹患癌症。致癌性的食物，如果只吃這些食物，每餐、每天吃的話，才會成為問題。為了過健康的生活，根據厚生省規定，一天要吃 30 種食品。但是，不要太擔心 30 這個數字，只要每天、每餐吃富於變化的食品就夠了。

　　當然，食品營養的均衡是最重要的，同時，富於變化的食物也是很重要的。一定要熟悉本書所介紹的「四群點數法」，當成具體的飲食法來攝取食物。

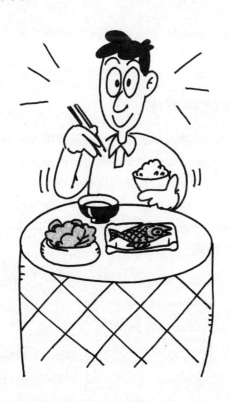

酒適可而止

　　酒精度較強的烈酒，會損傷喉嚨和食道的粘膜細胞，成為癌的原因。因為過度飲酒的原因而導致的癌包括口腔、咽頭、喉頭、食道癌。此外，與肝癌也有密切的關係。

■一邊吃東西一邊喝酒

　　下酒菜，一般人想到是鹹、辣的食物。脂肪較多的食物。酒也是飲食的一環，與攝取的熱量有關。喝酒要適可而止，下酒菜也不要偏重某一類的食物，而要攝取不同的食物。

　　此外，一邊喝酒，一邊抽煙最不好。即使戒煙的人，趁著醉意，可能會抽煙，更需要注意。

■一週設定 2 天休肝日

　　喝酒會增加肝臟的負擔，尤其量較多時會成嚴重的問題。為肝臟著想，喝酒一定要適可而止。同時，1 週要設定 1～2 天不喝酒的日子。

■烈酒要烯釋後再喝

　　酒精度較高的洋酒或燒酒等，稀釋以後再謁，調成水酒來喝，或是加入檸檬汁或橘子汁來喝，這樣才不會損傷喉嚨和食道粘膜。總之，品嚐變味的酒，喝到微醺的程度即可。

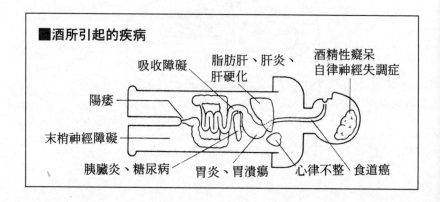

■酒所引起的疾病

吸收障礙　　脂肪肝、肝炎、肝硬化　　酒精性癡呆自律神經失調症

陽痿

末梢神經障礙

胰臟炎、糖尿病　　胃炎、胃潰瘍　　心律不整　食道癌

飲食實踐篇

　　面對癌挑戰，在治療面和預防面，要培養不輸給癌的體力和氣力。正確的飲食生活，就是體力和氣力的基礎。改善飲食生活能夠使癌的危險度減少30％。攝取營養均衡的飲食，是克服癌的第一步。

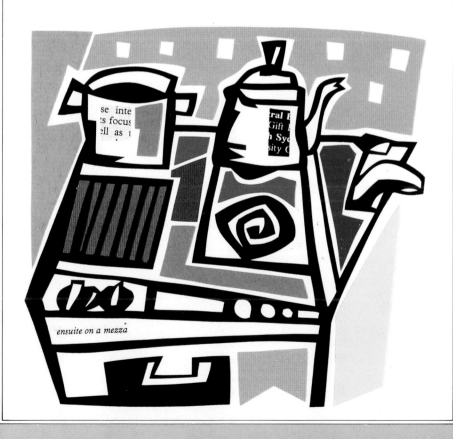

對付癌的飲食法

三大成人病和飲食生活的密切關係

■死亡者數增加的癌與心臟病

近 30 年來國人的健康狀態有很大的變化，特別值得注意的就是，某些特定的疾病增加了。這些疾病，大都是在成人之後會出現，因此，總稱為「成人病」。

成人病患者人數較多的癌、心臟病、腦中風，稱為 3 大成人病。這 3 大成人病所造成的死亡者數，在死亡者總數中所佔比率逐年增加。根據統計已經超過了 60%。

3 大成人病當中，腦中風有暫時減少的跡象；但是，癌和心臟病卻還在持續增加中。今後考慮國人的健康，首先必須要重視預防和治療癌的問題。

■3 大成人病的死亡率（人口 10 萬比）的年次別演變

年	癌症	心臟病	腦中風	其他
1950年	7.1%	5.9%	11.7%	75.3%
1955年	11.2%	7.8%	17.5%	63.5%
1960年	13.3%	9.7%	21.2%	55.8%
1965年	15.2%	10.8%	24.7%	49.3%
1970年	16.8%	12.5%	25.4%	45.3%
1975年	19.4%	14.1%	24.8%	41.7%
1980年	22.4%	17.1%	22.4%	38.1%
1985年	25.0%	18.8%	17.9%	38.3%
1990年	26.5%	20.2%	14.9%	38.4%

資料：厚生省「人口動態統計」

■脂肪增加的飲食生活產生很大的變化

　　觀察飲食生活變化的指標有幾項，其中之一就是ＰＦＣ比，也就是表示，攝取熱量時，蛋白質（Ｐ），脂質（Ｆ），醣類（Ｃ）的比率如何。利用ＰＦＣ比來觀察飲食生活變化時，會發現利用醣類的熱量攝取顯著減少，而利用蛋白質和脂質的熱量攝取增加了。尤其是脂質，這 40 年來，已經從 10％增加到 25％，增加了 2 倍以上。

　　在歐美各國，Ｃ（醣類）的比率較低，Ｆ（脂質）的比率比較高。而國內的ＰＦＣ比接近歐美先進諸國。

　　但是，歐美諸國的ＰＦＣ比不算理想，因為脂肪攝取率增加過多不是好現象。現在美國的癌症和心臟病患者較多，就是因為肉類攝取過多，蔬穀攝取不足所造成的。ＰＦＣ的適當比率是：Ｐ＝15％，Ｆ＝25～30％，Ｃ＝55～60％。而國內的ＰＦＣ比，目前還算在適當範圍內。

　　今後如果Ｆ的比率較高，Ｃ的比率持續減少的話，國人的健康和歐美諸國同樣的會發生問題。已經有一部分的人，脂質（Ｆ）的比率超過 40％，其中兒童的脂質攝取過多，已經成為成人病的預備軍了。所以，脂質僅止於 25％～30％，維持ＰＦＣ比在正常範圍內，才是防癌的重點。

■日本的ＰＦＣ比的演變　　P＝蛋白質　　F＝脂質　　C＝醣類

	0	10	20	30	40	50	60	70	80	90	100 ％
1950年	P13%	F7.7%			C79.3%						
1955年	13.3%	8.7%			78.0%						
1960年	13.3%	10.6%			76.1%						
1965年	13.1%	14.8%			72.1%						
1970年	14.0%	18.9%			67.1%						
1975年	14.6%	22.3%			63.1%						
1980年	14.9%	23.6%			61.5%						
1985年	15.1%	24.5%			60.4%						
1990年	15.5%	25.3%			59.2%						

資料：厚生省「國民營養調查」

巧妙攝取蛋白質與維他命

■一邊檢查脂肪，一邊攝取蛋白質

充分攝取良質蛋白質，是成為營養均衡飲食的基本條件之一。對我們而言，蛋白質源就是動物性食品中的魚和肉。魚和肉 100g 的蛋白質量並沒有極端的差距，但是，比較熱量時，100g 中卻有很大的差距；而這個差距是從何而來的呢？就在於脂肪量的不同。脂肪攝取過多會成為肥胖和各種成人病的原因，而且也不適合當成防癌飲食，所以避免食用維他命過多，才是營養均衡的重要條件。

光是考慮蛋白質，可能導致脂肪攝取過多，所以，如果蛋白質量相同的話，並不是說吃任何的肉（魚）都很好，要選擇脂肪較少的魚和肉。如果吃牛肉的話，要選擇脂肪較少的部位，也必須要考慮到脂肪的問題來挑選食品。

■主要的肉、魚貝類
100g 中的蛋白質含量

食　品　　類	蛋白質（g）
嫩　雞　胸　肉	23.7
豬　里　肌　肉	21.5
牛　里　肌　肉	21.4
牛　　腿　　肉	21.2
牛　五　花　肉	17.8
嫩　　雞　　腿	17.3
豬　小　里　肌	16.5
豬　五　花　肉	13.2
紅　肉　鮪　魚	28.3
鰹　　　　　魚	25.8
鰤　　　　　魚	21.4
干　　　貝	20.8
大　　　蝦	20.5
沙　　丁　　魚	19.2
比　　目　　魚	19.1
鰈　　　　　魚	19.0
真　　　鯛	19.0
鯵　　　　　魚	18.7

■含有維他命 A（效力）的食品

食　品　　類	1次使用量	
	g	I.U.
雞　　　　　肝	50	23,500
豬　　　　　肝	50	21,500
牛　　　　　肝	50	20,000
肝　　　　　醬	10	900
人　造　奶　油	10	600
鰻　魚（生）	100	4,700
荷　　蘭　　芹	5	210
胡　　蘿　　蔔	30	1,230
奶　　　　　油	10	190
茼　　　　　蒿	50	950
韭菜、小油菜	50	900
雞蛋（蛋黃）	18	324
菠　　　　　菜	50	850
油　　　　　菜	50	800
鵪　　鶉　　蛋	10	150
蘿　　蔔　　葉	30	420
乳　　　　　酪	20	280
芥　　　　　菜	50	650
加　工　乾　酪	20	240

■期待產生防癌效果的維他命類

　　我們當成熱量源的脂肪、醣類、蛋白質是優先考慮的項目；但是，要使生命活動順暢的必要營養素是維他命、礦物質及纖維（總稱為保全素）。這些重要性的物質也不可以忘記。

　　因為具有防癌效果而備受矚目的維他命Ａ和Ｃ、食物纖維，在蔬菜、水果和芋類等植物性食品中含量較多。與魚、肉等動物性食品相比較時，這些植物性食品被視為二次性食品，在餐桌上登場的次數和量都有減少的傾向。但是，如果要防癌，過著營養均衡的生活，也要積極的攝取植物性食品。

　　成為蛋白質源的食品，以及為了確保保全素而攝取的植物性食品，對於防癌而言，都是不可或缺的食品。

■含有維他命Ｃ的食品

食　品　　名	1次使用量	
	g	C mg
荷　蘭　　芥	5	10
花　椰　　菜	70	112
高　麗　菜　心	30	45
油　　　　菜	50	60
青　　　　椒	30	24
草　　　　莓	100	80
蕪　菁　　菜	30	23
小　油　　菜	50	38
甜　　　　柿	100	70
菠　　　　菜	50	33
花　　　　菜	70	46
臍　　　　橙	100	60
豌　豆　　片	20	11
甜　　　　瓜	100	40
蓮　　　　藕	50	28
細　香　　蔥	10	5
高　麗　　菜	50	22
葡　萄　　柚	100	40
甘　　　　藷	70	21
牛　　　　肝	50	15
毛　　　　豆	30	9
馬　鈴　　薯	100	23

■含有食物纖維的食品

食　品　　名	1次使用量	
	g	食物纖維(g)
羊　栖　　菜	10	5.49
蒟　蒻　粉　條	100	3.62
昆布（鹽昆布）	20	2.92
昆　　　　布	10	2.86
新　鮮　海　帶　芽	20	1.98
新　鮮　香　菇	40	1.82
蒟　蒻　　板	100	1.67
瓊　　　　膠	2	1.63
黑　木　　耳	2	1.48
玉　　　　蕈	40	1.24
金　　　　菇	40	1.15
松　　　　茸	40	0.92
蘑　菇（水煮）	40	0.89
乾　香　　菇	2	0.87
綠　海　　苔	2	0.77
乾　燥　海　帶　芽	2	0.76
蘑　　　　菇	40	0.62
甜　海　　苔	2	0.59
滑　子　　蕈	20	0.36
海　　　　蘊	40	0.26

要克服癌首先要取得營養的均衡

■使「營養所需量」充足

　　要防癌或者是為了要恢復治療中或手術後的體力，蛋白質、脂肪、醣類、維他命、礦物質和食物纖維都是重要的營養素。營養素不能夠太多，也不能夠缺乏。

　　哪些營養素要攝取多少呢？厚生省已經發表了「國人營養所需量」數字。一般是以這個數字為指標，不過，1天的必要營養素、營養量具有個人差異，營養所需量的數字只是大致的標準。

　　這個所需量也包括了男女別、年齡別、生活活動強度別等條件在內。而最後一項生活活動強度別，也許較難了解。

■療養中的人為Ⅰ「輕度」或是Ⅱ「中度」

　　生活活動強度分為Ⅰ～Ⅳ。Ⅰ為「輕度」，Ⅱ為「中度」，Ⅲ為「稍重」，Ⅳ為「重度」。Ⅰ是指從事事務性工作，管理性工作等經常坐著的人；或者是興趣方面為音樂鑑賞、閱讀等活動性較少的人。Ⅱ則是製造業、加工業、販賣業、服務業等工作的人。包括推銷員、營業員、餐廳的服務員。Ⅲ是農耕作業、漁業作業、建築作業等終日站著工作的人，而且必須經常搬較重工具的人。Ⅳ則是1天當中從事激烈肌肉勞動2小時以上作業的人。

　　疾病療養中的人，不可以當成是Ⅳ「重度」的人。但是，癌完全治好，可以回到Ⅲ「稍重」的工作場所。次頁圖表顯示生活活動強度Ⅰ～Ⅲ的營養所需量。

■藉著「四群點數法」輕鬆取得均衡食

　　1天所需的營養素實際到底要攝取何種食品比較好呢？具體採用「四群點數法」的飲食比較方便。這個飲食方法，能夠讓你輕而易舉的了解到每天要吃的食品是什麼？該吃多少比較好！可以在自己的飲食生活中加以運用。

　　特徵的第一項就是，每天吃的食品依其營養的特徵分為四種食品群，較容易記。而第二，則是在料理等方面經常使用的量，1 點

為 80 大卡，所以能夠輕易的進行熱量計算。總之，不必進行煩人的營養計算，只要正確實行，就能夠攝取必要的營養素，的確是頗具魅力的方法。

■成人男性的營養所需要

	年　齡 （歲）	熱　量 （kcal）	蛋白質 （g）	脂　肪 （g）	醣　類 （g）
生活活動強度Ⅰ・輕度	20〜29	2250	70	50	380
	30〜39	2200	70	49	370
	40〜49	2150	70	48	360
	50〜59	2000	70	44	331
	60〜64	1850	70	41	300
	65〜69	1800	70	40	290
	70〜74	1650	65	37	264
	75〜79	1600	65	36	254
	80〜	1500	65	33	236
生活活動強度Ⅱ・中度	20〜29	2550	70	57	439
	30〜39	2500	70	56	429
	40〜49	2400	70	53	411
	50〜59	2250	70	50	380
	60〜64	2100	70	47	349
	65〜69	2000	70	44	331
	70〜74	1850	65	41	305
	75〜79	1750	65	39	285
	80〜	1650	65	37	264
生活活動強度Ⅲ・稍重	20〜29	3050	85	68	525
	30〜39	2950	85	66	504
	40〜49	2850	85	63	486
	50〜59	2700	85	60	455
	60〜64	2450	80	54	406
	65〜69	2350	80	52	386

四大食品群及其營養特徵

♠第1群─乳、乳製品、蛋

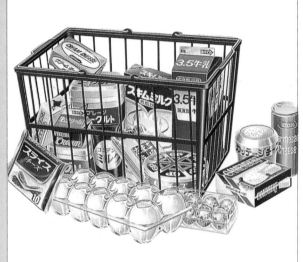

是屬於營養完善的重要食品群,包括良質蛋白質在內,充分含有國人容易缺乏的鈣質、維他命B₂等,是要優先攝取的食品。尤其在發育成長期要養成經常吃的習慣。經常適量攝取,能夠使得飲食均衡。

♥第2群─魚貝、肉類、豆、豆製品

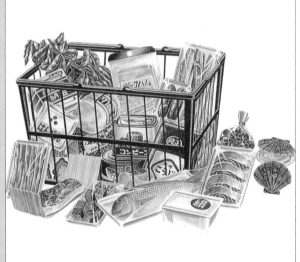

製造身體肌肉、血液的食品群,主要為良質蛋白質源。除此以外,還有脂質、維他命A、B₁、B₂、鈣質等。魚貝類及肉類,以每1點的蛋白質量分為A、B、C三群,而在菜餚當中,大多使用這些材料當成主菜。

♣第3群─蔬菜、芋類、水果

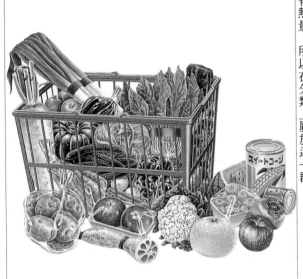

使身體功能順暢的食品群，包含維他命A、B₁、B₂、C、礦物質、纖維在內。蔬菜100ｇ當中所含的胡蘿蔔素量較多者為黃綠色蔬菜。其他的則稱為淡色蔬菜。蔬菜和芋類主要是副菜的材料。在早、中、晚三餐中，副菜料理每餐都要吃一道。水果可以甜點或點心的方式來攝取。海藻類和蕈類因為沒有熱量，所以在分類上屬於這一群。

◆第4群─穀物、砂糖、油脂和其他

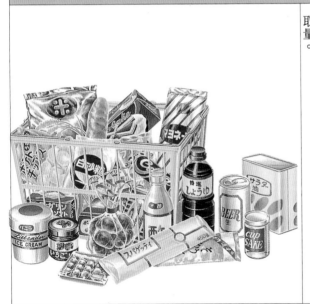

創造力量和體溫的熱量源食品群。包括醣類、脂質、蛋白質在內。將飯、麵包、麵類當成主食優先攝取。同時，在做菜時使用砂糖或油脂等適量攝取。其他點心、種子、酒、碳酸飲料等，吃得太多會成為肥胖的原因，必須要注意。因為減肥而攝取的熱量減少時，首先必須要控制這些點心、酒的攝取量。

能同時調節飲食的質與量

■ 從四大食品群中選擇聰明的食品

我們每天的食品種類數目相當的多，「四群點數法」則依照這些食品的營養特徵大致分為四群（食品群），而從這些食品群中選擇食品加以搭配組合的飲食，就是「四群點數法」的想法，如此就能夠攝取營養均衡的飲食。

從第1群到第4群選擇食品時，可以增多食品數。此外，從各群中要選擇哪一個食品也可以自由選擇，因此，可以配合個人的嗜好、飲食習慣來攝取飲食。第1群或第2群的食品，可以當成主菜；而第3群的食品，又可以成為1道菜；第4群的穀物，可以當成主食。這樣在決定菜單時也比較容易了。這也是這個飲食法的特徵。

■ 1點為80大卡，基本上為3、3、3、11

四群點數法將食品量80大卡為1點，用熱量點數來表示。這是因為普通飲食一次所使用的食品量為80大卡。所以，採用熱量點數的方式較容易使用。例如，1個蛋連蛋殼為60 g，去殼為50g，正好是80大卡；也就是說，熱量點數為1點，除此以外，像馬鈴薯中1個、瘦肉為50g～60g、豆腐1/3塊、1小塊魚、1根香蕉，都是1點。1點的重量，請參照『改訂食品80大卡指南』（女子營養大學出版部發行）。

四大食品群的第1、2、3群中，各自攝取3點（240大卡），合計9點。例如，第1群牛乳280g、蛋1個；第2群瘦肉50g、鰺魚一條、豆腐1/3塊；第3群蔬菜300g、水果1個、馬鈴薯1個，則除了熱量以外，其他必要的營養素都可以攝取到。第1～3群中，各攝取3點，確保9點的話，以後就可以配合個人體調，或者是考慮避免太胖，與體重商量一下來攝取第4群食品。

對男性而言，第4群是一大問題。第4群基本的11點為穀物（飯或麵包、麵）9點，料理所使用砂糖和油脂3點。除此以外，第4群還有嗜好品，像點心和酒等。這些都是熱量源，如果

攝取過多會成為肥胖的原因。所以，要先攝取必需的 11 點，再按照個人的喜好來吃嗜好品。

■4 大食品群的年齡別、生活活動強度別食品熱量構成（男性）

年齡（歲）		第1群		第2群		第3群			第4群			合計點（點）
		乳、乳製品	蛋	魚貝、肉	豆、豆製品	蔬菜	芋類	水果	穀物	砂糖	油脂	
生活活動強度Ⅰ（輕度）	20～29	2.0	1.0	2.0	1.0	1.0	1.0	1.0	12.0	1.0	3.0	25.0
	30～39	2.0	1.0	2.0	1.0	1.0	1.0	1.0	12.0	1.0	2.5	24.5
	40～49	2.0	1.0	2.0	1.0	1.0	1.0	1.0	11.0	1.0	2.5	23.5
	50～59	2.0	1.0	2.0	1.0	1.0	1.0	1.0	10.0	1.0	2.0	22.0
	60～64	2.0	1.0	2.0	1.0	1.0	1.0	1.0	9.0	1.0	1.5	20.5
	65～69	2.0	1.0	2.0	1.0	1.0	1.0	1.0	8.0	1.0	1.5	19.5
	70～74	2.0	1.0	2.0	1.0	1.0	1.0	1.0	7.0	0.7	1.0	17.7
	75～79	2.0	1.0	2.0	1.0	1.0	1.0	1.0	6.0	0.7	1.0	16.7
	80～	2.0	1.0	2.0	1.0	1.0	1.0	1.0	5.0	0.7	1.0	15.7
生活活動強度Ⅱ（中度）	20～29	2.0	1.0	2.0	1.0	1.0	1.0	1.0	15.0	1.0	3.5	28.5
	30～39	2.0	1.0	2.0	1.0	1.0	1.0	1.0	14.0	1.0	3.5	27.5
	40～49	2.0	1.0	2.0	1.0	1.0	1.0	1.0	13.0	1.0	3.0	26.0
	50～59	2.0	1.0	2.0	1.0	1.0	1.0	1.0	12.0	1.0	2.5	24.5
	60～64	2.0	1.0	2.0	1.0	1.0	1.0	1.0	11.0	1.0	2.0	23.0
	65～69	2.0	1.0	2.0	1.0	1.0	1.0	1.0	10.0	1.0	2.0	22.0
	70～74	2.0	1.0	2.0	1.0	1.0	1.0	1.0	9.0	1.0	1.5	20.5
	75～79	2.0	1.0	2.0	1.0	1.0	1.0	1.0	8.0	1.0	1.5	19.5
	80～	2.0	1.0	2.0	1.0	1.0	1.0	1.0	7.0	0.7	1.5	18.2
生活活動強度Ⅲ（稍重）	20～29	2.5	1.0	3.0	1.5	1.0	1.0	1.0	18.0	1.0	4.5	34.5
	30～39	2.5	1.0	3.0	1.5	1.0	1.0	1.0	18.0	1.0	4.0	34.0
	40～49	2.5	1.0	3.0	1.5	1.0	1.0	1.0	17.0	1.0	4.0	33.0
	50～59	2.0	1.0	3.0	1.5	1.0	1.0	1.0	16.0	1.0	3.5	31.0
	60～64	2.0	1.0	2.5	1.5	1.0	1.0	1.0	14.0	1.0	3.0	28.0
	65～	2.0	1.0	2.5	1.5	1.0	1.0	1.0	13.0	1.0	2.5	26.5

健康管理的第一步就是養成早餐好好吃的習慣。

不論是吃麵包食或飯食，可按照個人的喜好來決定早餐的型態，非常簡單。早餐是利用蛋、乳酪、蔬菜、水果、麵包構成的簡單菜單，但是具備了第1群到第4群的食品，營養均衡。

海帶芽蔥湯

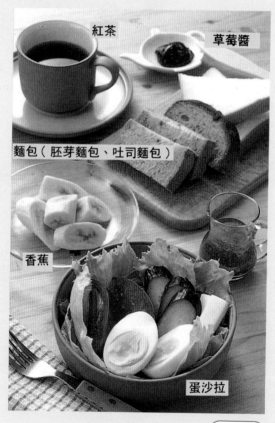

紅茶

草莓醬

麵包（胚芽麵包、吐司麵包）

香蕉

蛋沙拉

早餐

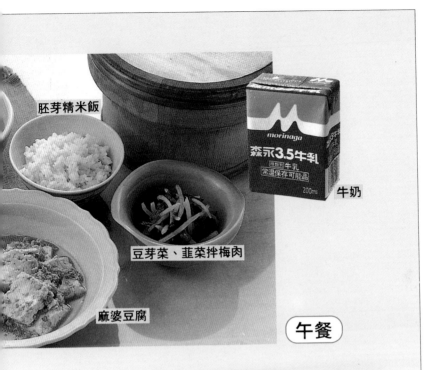

胚芽精米飯

牛奶

豆芽菜、韭菜拌梅肉

麻婆豆腐

午餐

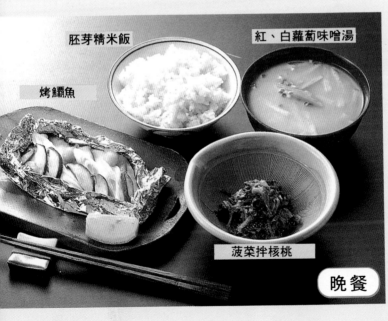

胚芽精米飯

紅、白蘿蔔味噌湯

烤鱷魚

菠菜拌核桃

晚餐

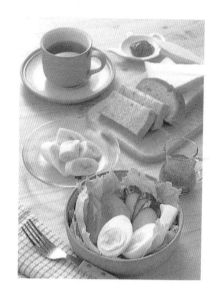

萵苣‥‥‥‥‥‥‥‥‥‥‥‥ 40g
小黃瓜‥‥‥‥‥‥‥‥ ½根（40g）
番茄‥‥‥‥‥‥‥‥½個（100g）
荷蘭芹調味醬
　荷蘭芹碎屑‥‥‥‥‥‥‥½根分
　醋‥‥‥‥‥‥‥‥‥‥‥‥ 2小匙
　油‥‥‥‥‥‥‥‥‥‥‥‥ 2小匙
　鹽‥‥‥‥‥‥‥‥‥‥ 1迷你匙強

午　　餐

●**麻婆豆腐**
①蒜、薑、蔥切碎。
②豆腐擠乾水分，切成較大的色
　紙狀。
③在鍋中熱芝油炒香①，再加入
　豬絞肉拌炒。
④絞肉熟了以後加入豆腐以及
　a 的調味料煮，勾芡後關火
　。

●**豆芽菜、韭菜拌梅肉**
①豆芽菜去根略煮，韭菜切成 3
　公分長，略煮。
②梅乾搗碎切細，加入醋和砂糖
　調拌。
③用②涼拌①，盛盤。
★不喜歡酸味的話，可以用高湯
　代替醋。

●**海帶芽蔥湯**
①蔥切成小口，海帶芽切成 1
　口的大小。
②在鍋中煮滾湯之後，倒入①撒
　上鹽、胡椒調味。
③略煮之後盛盤，撒上白芝麻屑
　。

●**胚芽精米飯 220g（1人份）**
●**牛乳 200cc（1人份）**

早　　餐

●**蛋沙拉**
①蛋煮好之後剝殼，對半縱剖。
　將加工乾酪切成易吃的大小。
②番茄去蒂切成梳形，小黃瓜斜
　切成薄片，萵苣撕成一口的大
　小。
③醋、鹽、油加上荷蘭芹碎屑一
　起作成荷蘭芹調味醬。
④在盤中放①、②，添上調味醬
　。
●**香蕉 1 根（1人份）**
●**麵包（胚芽麵包・吐司麵包各
　60g）（1人份）**
●**草莓果醬 30g**
●**紅茶**

●**蛋沙拉**
蛋‥‥‥‥‥‥‥‥‥‥‥‥‥ 2個
加工乾酪‥‥‥‥‥‥‥‥‥‥ 40g

●麻婆豆腐
木棉豆腐…………………⅔塊（200g）
豬腿絞肉……………………………50g
蔥……………………………………60g
蒜、薑……………………………各少量
芝麻油………………………………1大匙強
　┌豆瓣醬……………………………少量
　│醬油………………………………1小匙
a │味噌………………………………1小匙
　│砂糖………………………………⅔小匙
　└太白粉…………………………½大匙弱
肉湯…………………………………½杯
●豆芽菜、韭菜拌梅肉
豆芽菜………………………………60g
韭菜…………………………………60g
梅乾……………………………1個（10g）
砂糖、醋…………………………各⅔小匙
●海帶芽蔥湯
蔥……………………………………10g
海帶芽（浸泡還原）………………4g
芝麻屑（白）……………………⅔小匙
肉湯…………………………………1½杯
鹽、胡椒…………………………各少量

晚　　餐

●烤鰤魚
①鰤魚切成一口大小，撒上鹽、
　酒、擱置 10 分鐘。
②蔥斜切成薄片。香菇去蒂，切
　成薄片。
③鋁箔紙剪成 20 公分正方形，
　中央舖上 1/3 的蔥，在上方
　放入鰤魚，剩下的蔥、新鮮香
　菇、銀杏，撒上鹽包住。
④用 180 度的烤箱烤 15 分鐘，
　添上梳形檸檬。
●菠菜拌核桃
①菠菜燙熟後，切成 3 公分長度
　。
②核桃用熱水浸泡，去除薄皮，
　用研鉢研碎，加上砂糖、醬油

調味，慢慢加入高湯，調到軟
硬適中，作成涼拌衣。
③用 a 醃漬菠菜、擰乾水分後用
　②涼拌。
●紅、白蘿蔔味噌湯
①紅蘿蔔、白蘿蔔切絲。
②溫熱高湯煮紅蘿蔔、白蘿蔔。
③蔬菜柔軟之後將味噌調溶倒入
　。
④盛盤，撒上萬能蔥花。
●胚芽精米飯 165g（1人份）

• 烤鰤魚
　┌鰤魚………………………2塊（120g）
　│鹽……………………………½迷你匙強
　└酒……………………………………2小匙
蔥……………………………………60g
銀杏…………………………………6粒
新鮮香菇……………………………2朵
鹽……………………………………½迷你匙強
檸檬…………………………………⅓個
●菠菜拌核桃
菠菜………………………………½束（120g）
　┌醬油………………………………⅔小匙
　└高湯……………………………1⅓大匙
涼拌衣
　┌核桃………………………………14g
　│砂糖………………………………2小匙
　│醬油………………………………1小匙
　└高湯……………………………1⅓大匙
●紅、白蘿蔔味噌湯
白蘿蔔………………………………60g
紅蘿蔔………………………………20g
高湯…………………………………1½杯
味噌…………………………………1大匙強
萬能蔥花…………………………少量

	♠	♥	♣	◇	合計
早餐	1.9	0.0	1.3	5.4	8.6
晚餐	1.5	1.5	0.3	5.2	8.5
午餐	0.0	1.5	0.4	4.0	5.9
合計	3.4	3.0	2.0	14.6	23.0

不喜歡喝牛乳的人，可以利用酸乳酪等製品。

為了一天攝取到300g的蔬菜，在三餐的飲食中一定要加上1道蔬菜料理。

外食時，不要以魚或肉的分量來選擇，午餐可以選擇幕內便當，選擇是否含有足夠蔬菜的午餐。

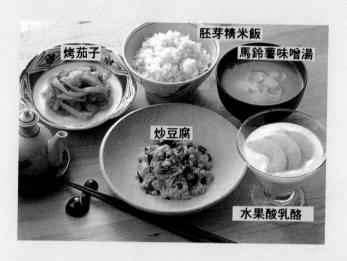

烤茄子
胚芽精米飯
馬鈴薯味噌湯
炒豆腐
水果酸乳酪

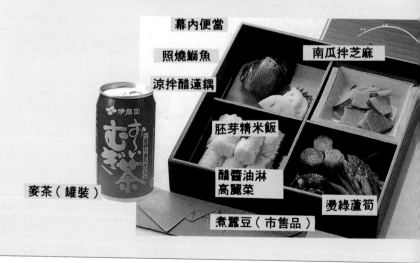

幕內便當
照燒鰤魚
涼拌醋蓮藕
南瓜拌芝麻
胚芽精米飯
醋醬油淋高麗菜
麥茶（罐裝）
煮蠶豆（市售品）
燙綠蘆筍

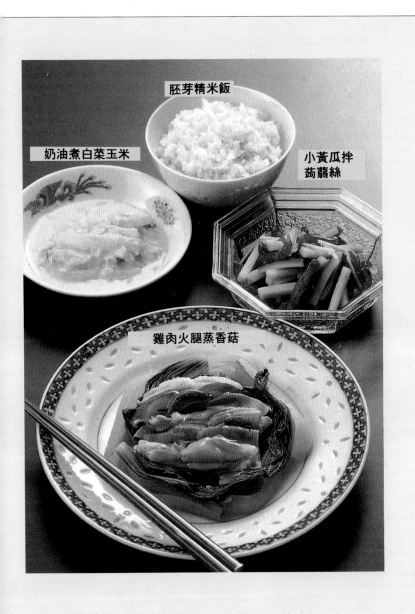

胚芽精米飯

奶油煮白菜玉米

小黃瓜拌
蒟蒻絲

雞肉火腿蒸香菇

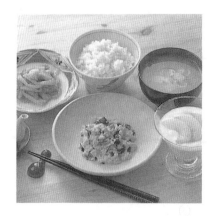

早　餐

●炒豆腐
①海帶芽切成1公分正方形；紅蘿蔔切成1公分正方形薄片。
②豆腐瀝乾水分，掰碎。
③在煎鍋中熱油，炒紅蘿蔔，放入海帶芽、豆腐拌炒。
④全部都沾到油之後，用米酒、醬油調味，將蛋花放入充分炒拌，呈半熟狀即可。

●烤茄子
①茄子去蒂，用刀背輕拍，放入烤箱中烤。然後去皮，再縱切成細條。
②①盛盤，舖上薑，淋上醬油和高湯調拌成的調味汁。

●馬鈴薯味噌湯
①馬鈴薯切成容易吃的大小。
②溫熱高湯將馬鈴薯煮軟，再放入味噌煮滾。
③盛盤，撒上蔥花。

●胚芽精米飯 165g（1人份）

●水果酸乳酪
純酸乳酪和煉乳充分混合，盛盤，再舖上切成容易入口厚度的水蜜桃。

●炒豆腐
海帶芽（浸泡還原）……………… 20g
紅蘿蔔………………………………… 30g
木棉豆腐……………… 1/3塊（100g）
蛋……………………………………… 2個
油………………………………… 2小匙
米酒………………………… 1⅓大匙
醬油……………………………… 1小匙
鹽…………………………… 1迷你匙
●烤茄子
茄子……………………… 2個（160g）
薑屑…………………………………少量
醬油、高湯……………………… 各1小匙
●馬鈴薯味噌湯
馬鈴薯…………………… 大½個（60g）
蔥……………………………………… 20g
味噌………………………… 1大匙強
高湯………………………………… 1½杯
●水果酸乳酪
純酸乳酪…………………………… 200g
煉乳………………… 2大匙（12g）
水蜜桃（罐頭）……………………… 100g

午　餐

●照燒鰤魚　涼拌醋蓮藕
①鰤魚用 a 的調味液醃15分鐘，放在鐵絲網上烤，用刷子一邊刷一邊烤。
②蓮藕去皮煮過，趁熱醃漬在 b 中。

●燙綠蘆筍
①綠蘆筍去除根部較硬的部分、葉鞘，用滾水燙過以後，瀝乾水分，切成2公分長度。
②醬油與高湯調拌，倒入①，使其入味。

●醋醬油淋高麗菜
①高麗菜用滾水煮過，擰乾水分，切成3公分寬度。
②將高麗菜平舖在卷子上，捲起，擱在那兒直到形狀固定為止。
③將②切成2公分長度，淋上 a 。

●南瓜拌芝麻
①南瓜去籽切成薄片，用滾水煮。
②a充分調拌，作成涼拌衣，涼拌①。
●煮蠶豆（市售品）30g（1人份）
●胚芽精米飯220g（1人份）
飯用水打濕的幕內型取型，撒上黑芝麻。
●麥茶（罐裝）

●照燒鰤魚 涼拌醋蓮藕		
鰤魚	2塊（120g）	
a	醬油、米酒	各½大匙
	酒	½大匙強
蓮藕	40g	
b	高湯	2小匙
	醋	1小匙強
	砂糖	⅓小匙
	鹽	½迷你匙弱
●燙綠蘆筍		
綠蘆筍	60g	
高湯	2小匙	
醬油	1小匙弱	
●醋醬油淋高麗菜		
高麗菜	大1片（80g）	
a	醋	1小匙強
	醬油	1小匙
	砂糖	1小匙弱
●南瓜拌芝麻		
南瓜	100g	
a	芝麻（白）	1小匙強
	砂糖、高湯	各2小匙
	鹽	½迷你匙強

晚　餐

●雞肉火腿蒸香菇
①雞肉切成1口的大小，灑上酒擱置10分鐘。火腿分成4等分。新鮮香菇切成2～3瓣。
②青江菜用加入油的滾水煮。
③在盤中依序放入雞肉、火腿、新鮮香菇，放在熱氣騰騰的蒸籠中蒸10～15分鐘。
④溫熱湯，用醬油、砂糖調味。煮滾後加入太白粉水勾芡。

⑤在盤中放②，鋪上③，淋上④。
●奶油煮白菜玉米
①白菜長度3等分，切成粗絲。
②鍋中放入湯、白菜、玉米，蓋上蓋子蒸煮。
③白菜煮熟以後加入煉乳、鹽、胡椒調味。
●小黃瓜拌蒟蒻絲
①蒟蒻絲用滾水煮過，切成4cm長度。小黃瓜切成和蒟蒻絲同樣的粗細。
②醬油、薑汁、砂糖混合，涼拌①。
③入味之後盛盤，加入薑絲。
●胚芽精米飯165g（1人份）

●雞肉火腿蒸香菇		
雞腿肉（連皮）	½片（140g）	
酒	2小匙	
去骨火腿	2片（40g）	
新鮮香菇	4朵	
青江菜	1株（100g）	
油	2小匙	
淋汁		
肉湯	½杯	
醬油	2小匙	
砂糖	2小匙	
太白粉	½大匙弱	
水	½大匙強	
●奶油煮白菜玉米		
白菜	大1片（100g）	
奶油玉米（罐頭）	100g	
煉乳	4大匙（60g）	
肉湯	¾杯	
鹽	½迷你匙強	
胡椒	少量	
●小黃瓜拌蒟蒻絲		
小黃瓜	½根（40g）	
蒟蒻絲	40g	
醬油	1小匙	
砂糖	⅔小匙	
薑汁	少量	
薑絲	少量	

	♠	♥	♣	♦	合計
早餐	2.0	0.7	1.1	3.9	7.7
晚餐	0.0	2.9	0.9	4.8	8.6
午餐	0.5	2.2	0.8	3.9	7.4
合計	2.5	5.8	2.8	12.6	23.7

因為工作和私人的交際應酬，在外吃飯的次數較多，所以蔬菜容易缺乏。在家中吃飯時，要積極攝取蔬菜，尤其是黃綠色蔬菜。像早餐的蔬菜煮湯，能夠使蔬菜的量縮小，一次吃很多。

麵類等問題的午餐，考慮到營養均衡的問題，可以搭配水果和乳製品。

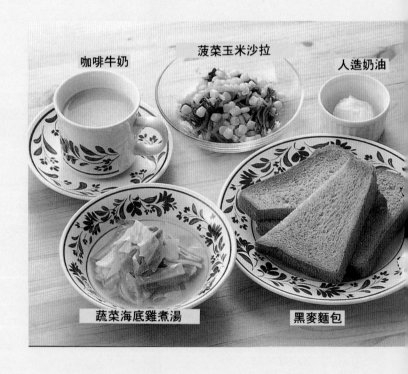

咖啡牛奶　　菠菜玉米沙拉　　人造奶油

蔬菜海底雞煮湯　　黑麥麵包

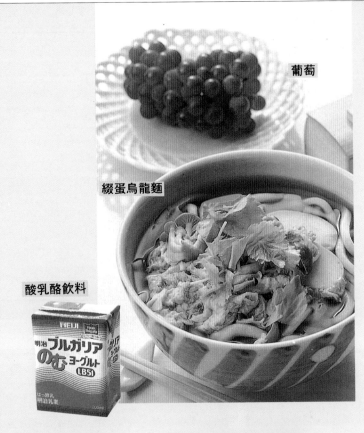

葡萄

綴蛋烏龍麵

酸乳酪飲料

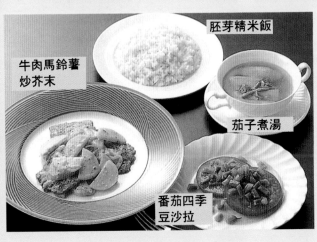

胚芽精米飯

牛肉馬鈴薯
炒芥末

茄子煮湯

番茄四季
豆沙拉

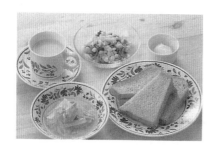

● 菠菜玉米沙拉	
菠菜	60g
玉米（罐頭）	40g
調味醬	
├ 油	1小匙
├ 醋	1小匙弱
├ 鹽	½迷你匙弱
└ 胡椒	少量
● 咖啡牛奶	
牛乳	400cc
砂糖	1⅓大匙
咖啡	適量

早　餐

● 蔬菜海底雞煮湯
①高麗菜略切，洋蔥切絲，紅蘿蔔切成薄短片，西洋芹斜切成薄片。
②在鍋中將湯加熱，加入①和海底雞一起煮。
③蔬菜煮軟之後，用鹽、胡椒調味。

● 菠菜玉米沙拉
①菠菜略煮，切成 3 公分長度。
②玉米瀝乾水分。
③將油、醋、鹽、胡椒一起調拌成調味汁。
④在器皿中放入①與②，淋上調味汁。

● 黑麥麵包 2 片（1 人份）
● 人造奶油 10g（1 人份）
● 咖啡牛奶
咖啡加入溫熱的牛奶和砂糖

● 蔬菜海底雞煮湯	
高麗菜	大1片（100g）
洋蔥	¼個（40g）
西洋芹	20g
紅蘿蔔	¼根（30g）
海底雞（罐頭）	60g
肉湯	1杯
鹽	½迷你匙強
胡椒	少量

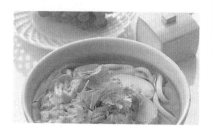

午　餐

● 綴蛋烏龍麵
①玉蕈去蒂瓣開。
②烏龍麵用滾水略煮，放在簍子裡，瀝乾。
③溫熱高湯，用米酒、醬油調味。
④③中加入烏龍麵，再加入玉蕈、魚板略煮，再淋上蛋花。
⑤裝入碗中，撒上鴨兒芹。

● 葡萄小 1 串（1 人份）
● 酸乳酪飲料 200cc（1 人份）

● 綴蛋烏龍麵	
烏龍麵	2糰（640g）
蛋	2個
玉蕈	60g
魚板	20g
鴨兒芹	10g

高湯	3杯
米酒	1大匙
醬油	2大匙
鹽	1迷你匙

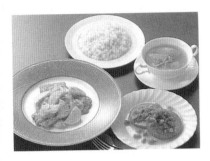

晚　　餐

●牛肉馬鈴薯炒芥末
①馬鈴薯切成5公釐的薄片，洋蔥切成薄片。
②牛肉切成3公釐厚1口的大小，撒上鹽、胡椒及麵粉。
③煎鍋中加熱1/2量的奶油煎牛肉，然後取出。
④在③的煎鍋中倒入剩下的奶油炒①加上湯，煮到馬鈴薯軟為止。
⑤再將牛肉倒回④中，加入白葡萄略煮，再加入芥末粒、煉乳，用鹽、胡椒調味。

●番茄四季豆沙拉
①番茄去蒂切成圓片。
②四季豆用滾水煮熟後切成1.5公分長度。
③將油、醋、鹽、胡椒調拌，調成調味汁。
④在器皿中放入番茄、上面舖上四季豆、淋上調味汁。

●茄子煮湯
①茄子去蒂、去皮，浸泡在水中去除澀液。
②用大量的滾水煮茄子。
③②放在簍子裡，放上鎮石壓乾水分。
④湯加熱用鹽、胡椒調味，放入茄子用小火煮到入味，加入蓴菜略煮。

●胚芽精米飯 165g（1人份）

●牛肉馬鈴薯炒芥末	
牛腿肉（烤肉用）	140g
鹽、胡椒	各少量
麵粉	2小匙
洋蔥	⅓個（60g）
奶油	1⅓大匙（16g）
芥末粒	2小匙（10g）
煉乳	4大匙（60g）
白葡萄酒	1⅓大匙
肉湯	½杯
鹽	1迷你匙
●番茄四季豆沙拉	
番茄	1個（160g）
四季豆	40g
調味汁	
油、醋	各2小匙
鹽	1迷你匙
胡椒	少量
●茄子煮湯	
茄子	2個（160g）
蓴菜（瓶裝）	少量
肉湯	2杯
鹽	1迷你匙
胡椒	少量

	♠	♥	♣	♦	合計
早餐	1.5	1.1	0.6	4.4	7.6
晚餐	2.0	0.1	0.9	4.4	7.4
午餐	0.5	1.3	1.5	4.5	7.8
合計	4.0	2.5	3.0	13.3	22.8

　　擔心脂肪攝取過多的人，最好飲用低脂肪牛乳。

　　此外，油的使用方式，也需要注意。吃用油做的菜的次數以及食物的量都必須注意。此外，如果主菜是油炸食品或是炒的菜時，則必須搭配清爽的蔬菜料理來吃。

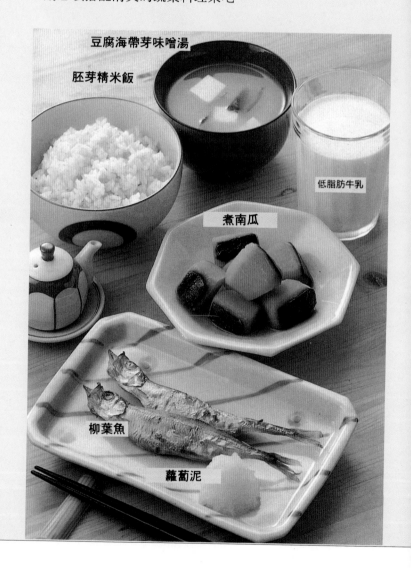

豆腐海帶芽味噌湯

胚芽精米飯

低脂肪牛乳

煮南瓜

柳葉魚

蘿蔔泥

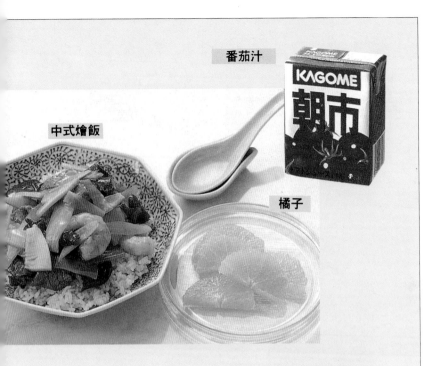

番茄汁

中式燴飯

橘子

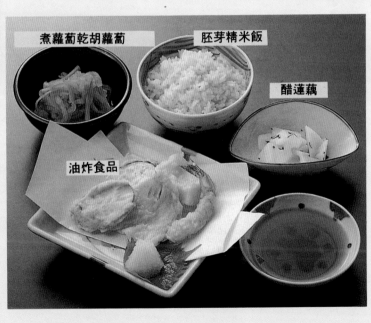

煮蘿蔔乾胡蘿蔔

胚芽精米飯

醋蓮藕

油炸食品

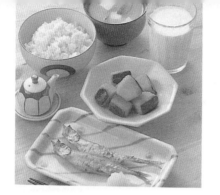

早　餐

●柳葉魚　蘿蔔泥

柳葉魚烤過後，添上蘿蔔泥。

●煮南瓜

①南瓜切成 1 口大小。

②在溫熱的高湯中煮南瓜，南瓜煮軟後，用米酒、醬油調味，繼續煮。

●豆腐海帶芽味噌湯

①豆腐切成骰子狀，海帶芽切成容易吃的大小。

②鍋中溫熱高湯，溶化味噌，加入豆腐和海帶芽略煮，關火。

●胚芽精米飯 165g（ 1 人份）

●低脂肪牛乳 200cc（ 1 人份）

●柳葉魚　蘿蔔泥	
柳葉魚	4尾
蘿蔔泥	60g
醬油	1小匙
●煮南瓜	
南瓜	160g
高湯	1杯
米酒、醬油	各2小匙
●豆腐海帶芽味噌湯	
豆腐	⅓塊（100g）
海帶芽（浸泡還原）	少量
高湯	1⅕杯
味噌	1大匙

午　餐

●中式燴飯

①牛腿肉切成一口的大小，用醬油和太白粉醃一下。

②蝦子去殼，去除泥腸，紅蘿蔔切成薄短片，洋蔥切成梳形，竹筍切成薄片，豌豆片略煮對半斜切。

③乾香菇浸泡還原，略切。木耳浸泡還原，切成一口大小。

④在鍋中熱油炒牛肉，變色後，加入蝦、紅蘿蔔、竹筍、洋蔥、香菇、木耳一起炒。

⑤在④中加入肉湯煮到柔軟為止。

⑥加入酒、醬油、砂糖調味，再用太白粉水勾芡，最後要盛盤前加入豌豆片。

⑦在器皿中盛飯，再加上⑥。

●橘子 100g（ 1 人份）

●番茄汁

●中式燴飯	
牛腿肉	100g
醬油	⅔小匙
太白粉	⅔小匙
蝦	6尾
紅蘿蔔	20g
洋蔥	¼個（40g）
煮過的竹筍	20g
豌豆片	12片（20g）
乾香菇	2朵
木耳	2g
油	1大匙強
高湯	1杯
酒	2小匙
醬油	1⅓大匙

砂糖……………………⅔小匙
太白粉…………………2小匙
水………………………4小匙
胚芽精米飯………………400g

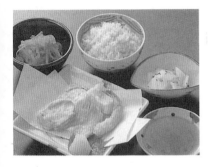

晚　　餐

●油炸食品
①蝦子留下尾端，去殼，去除泥腸。
②作好沾醬，在鍋中煮滾米酒後加入高湯、醬油略煮。
③大碗中放入蛋和水，用筷子調拌，再加入篩過的麵粉，用筷子略為混合。
④油放入鍋中加熱之後炸裹上麵衣的材料，瀝乾油分。
⑤在舖上紙的器皿上，擺上油炸食品，添上紫蘇葉及蘿蔔泥。在另外一個器皿中裝沾汁。
★如果要炸甘薯的話，油的溫度為165度～170度，魚貝類則用175度的油炸。

●醋蓮藕
①蓮藕去皮，切成小塊，用加入醋（分量外）的滾水煮。
②a充分調拌作成調味汁，涼拌

①。
●煮蘿蔔乾紅蘿蔔
①蘿蔔乾用水略洗，浸泡還原，紅蘿蔔切除。
②在鍋中加熱高湯煮①，煮軟之後，用醬油調味。
●胚芽精米飯 165g（1人份）

●油炸食品
蝦………………………小2尾（20g）
鰤魚……………………2尾（40g）
墨魚……………………2塊（30g）
甘薯……………………2塊（40g）
茄子……………………2塊（20g）
蘿蔔……………………………60g
紫蘇葉……………………………
2片
麵衣
麵粉………………⅖杯（40g）
蛋………………………………10g
水………………………2大匙
炸油……………………………適量
沾汁
高湯……………………………½杯
醬油……………………2小匙
米酒……………………1小匙
●醋蓮藕
蓮藕…………………………100g
調味汁
a
高湯、醋……………… 各2小匙
鹽…………………½迷你匙弱
海頭紅…………………………少量
●煮蘿蔔乾紅蘿蔔
蘿蔔乾……………………… 10g
紅蘿蔔……………………… 20g
高湯……………………………½杯
醬油……………………2小匙

	♠	♥	♣	♦	合計
早餐	1.3	1.6	0.8	3.2	6.9
晚餐	0.0	1.0	1.2	5.3	7.5
午餐	0.1	0.5	1.0	5.8	7.4
合計	1.4	3.1	3.0	14.3	21.8

■能夠產生食慾的、美味快樂的飲食

胃癌、腸癌、肝癌等消化器官癌，大都會切除受到癌侵襲的部分。因為各種手術後的經過情況不同，後來的治療法也不同，結果各人的飲食方式也不同，不能一概而論。原則上要遵從醫院的指示。

等到專門治療告一段落，能夠攝取某些食物的時候，就出院進行自宅療養。不只是消化器官系的癌，手術後大家體力都會減退；就算慶幸沒有動手術，也必須創造一個不輸給癌的體力。為了恢復體力，要遵守飲食的基本 7 項原則。最重要的，就是食物吃起來美味，而且能快樂的用餐。

■不能夠吃得太快，要充分咀嚼來吃

男性通常都會吃得比較快。有的人甚至認為，在用餐時多花一點時間是會讓他產生罪惡感的事情。可是，這種快食，會對健康造成不良的影響。

調理是第 1 階段的消化，而咀嚼是第 2 階段的消化。切菜、剁菜等具有物理的意義，加熱調理具有化學的意義，是消化的開始。而咀嚼具有物理、化學的消化作用。

咀嚼食物，使食物變得細碎、較易吞嚥，是物理的作用；同時，和唾液一起產生的消化酵素的作用，能夠進行化學的消化。充分咀嚼讓食物和消化酵素充分混合，能減少對胃的負擔。

在手術後，若牙齒還非常的好，能夠充分咀嚼的話，也能夠吃些較硬的食物。

此外，要避免一次吃太多的食物。剛開始時要減少 1 次的攝取量，所以用餐數可以增加到 5～6 次。

■優先考慮容易吃的食物，飯後要多休息

在消化機能減退的時候，在調理法上下工夫，必須優先考慮做容易吃的食物，確保必要的熱量攝取。

因此，「剁碎」、「切碎」、「擦碎」、「用果汁機攪拌」等等，要使食物變得更細、更柔軟，容易接受消化酵素的作用，在初期時，主食不論是飯或粥都可以，但是，等到體力逐漸恢復以後，

要恢復日常食準備再回到工作崗位上。

　　用餐之後，取得餐後的休息非常重要，在用餐時要輕鬆快樂的享受，飯後則必須放鬆休息，才能幫助體內的消化吸收。不能再像以前一樣，吃飽飯就工作而不休息。因為大病初癒，絕對不能夠太過勉強。健康第一，有時候必須有別人是別人，自己是自己，以自己的方式來工作的心態。

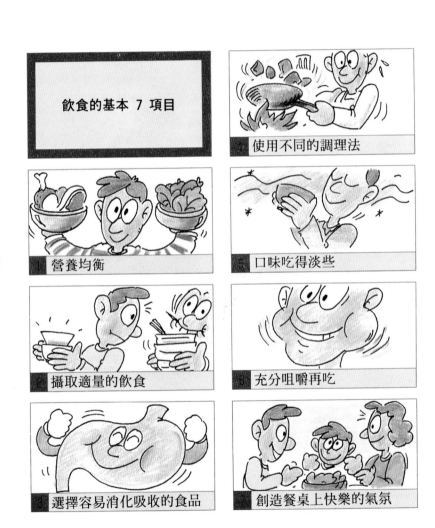

飲食的基本 7 項目

4 使用不同的調理法

1 營養均衡

5 口味吃得淡些

2 攝取適量的飲食

6 充分咀嚼再吃

3 選擇容易消化吸收的食品

7 創造餐桌上快樂的氣氛

豆腐水餃

●材料（2 人份）
豬腿絞肉……………120g
木棉豆腐…⅓塊（120g）
白菜…………………20g
薑……………………少量
芝麻油………………1小匙
餃子皮（大）………12片
肉湯…………………1½杯
冬粉…………………10g
鹽……………½迷你匙強
醬油…………………1小匙
萬能蔥………………少量

♠	♥	♣	♦	合計
0.0	1.8	0.0	1.2	3.0

≪準備≫
①豆腐煮過，瀝乾水分
②白菜煮過、切碎，瀝乾水分。
③薑切成碎屑。
④冬粉用溫水浸泡還原，切成 3 公分長
　度。
⑤萬能蔥切成蔥花
≪作法≫
①在大碗中放入絞肉、豆腐、白菜、薑
　、芝麻油充分攪拌。
②①分為 12 等分，用餃子皮包成半月
　狀，用沾水的手指按壓皮，緊緊包起
　來。
③在鍋中煮滾熱湯，放入②的餃子。
④餃子熟了以後加入冬粉，用醬油、鹽
　調味。
⑤裝在碗中，撒上蔥花。

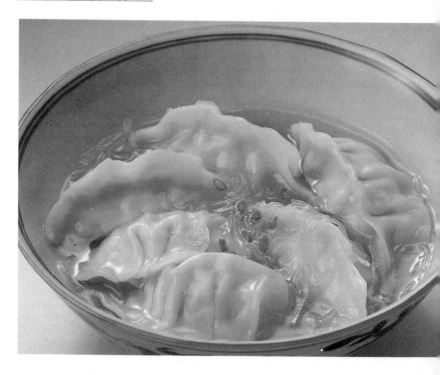

金眼鯛煮四季豆

●材料（2 人份）
金眼鯛‥‥‥‥‥2塊（140g）
四季豆‥‥‥‥‥‥‥‥‥ 60g
水‥‥‥‥‥‥‥‥‥‥‥‥ 1杯
米酒‥‥‥‥‥‥‥‥ 1⅓大匙
酒‥‥‥‥‥‥‥‥‥‥‥ 2小匙
醬油‥‥‥‥‥‥‥‥‥ 2小匙

♠	♥	♣	♦	合計
0.0	1.0	0.1	0.5	1.6

≪準備≫
①金眼鯛魚皮上用菜刀劃幾刀。
②四季豆斜切成 3 公分長度的細絲。
≪作法≫
①淺鍋中放入水，用火煮滾之後，加入
　米酒。
②再將①煮滾之後，關小火，加入醬油
　。
③在②中放入魚皮朝上的金眼鯛，蓋上
　蓋子，煮滾之後，再關小火煮。
④金眼鯛煮熟之後加入四季豆，煮軟為
　止。
⑤在器皿中放入金眼鯛和四季豆，淋上
　煮汁。
★也可以利用蔥或茼蒿、土當歸等一起
　煮，代替四季豆。

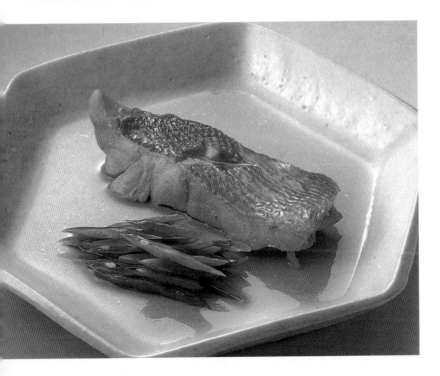

鯵魚肉丸子湯

●材料（2 人份）
┌鯵魚‥‥‥‥2尾（120g）
│紅味噌‥‥‥‥‥‥⅔小匙
└太白粉‥‥‥‥‥‥2小匙
白蘿蔔‥‥‥‥‥‥‥‥60g
紅蘿蔔‥‥‥‥‥‥‥‥20g
馬鈴薯‥‥‥ ½個（60g）
蔥‥‥‥‥‥‥‥‥‥‥20g
高湯‥‥‥‥‥‥‥‥1½杯
醬油‥‥‥‥‥‥‥‥⅔小匙
鹽‥‥‥‥‥‥‥‥1迷你匙

♠	♥	♣	◆	合計
0.0	1.1	0.4	0.1	1.6

≪準備≫
①鯵魚切成 3 塊，去除皮和骨，用研鉢研碎。
②白蘿蔔、紅蘿蔔切成銀杏形。
③馬鈴薯切成銀杏形，浸泡在水中。
④蔥切成小口。

≪作法≫
①在大碗中放入搗碎的鯵魚肉，紅味噌、太白粉充分調拌。
②鍋中煮滾高湯，將①用湯匙挖到鍋中。
③②中放入白蘿蔔、紅蘿蔔、把水瀝乾的馬鈴曹、蔥一起煮。如果出現顆粒要立刻撈出。
④魚肉丸子和蔬菜煮熟之後，用醬油、鹽調味。

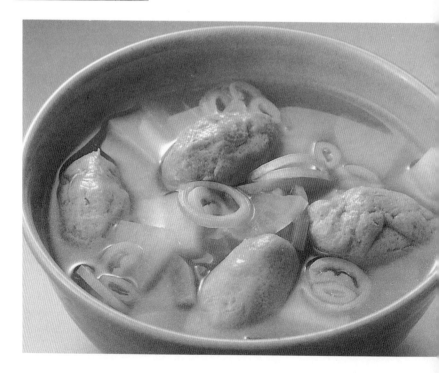

魚蝦雙色丸子

●材料（2 人份）
- 白肉魚（鱈魚）…1塊（60g）
- 太白粉…………½小匙
- 鹽………………少量
- 蝦………………40g
- 太白粉…………½小匙
- 鹽………………少量
- 高麗菜………片（60g）

≪準備≫
①白肉魚去皮、去骨，用研鉢研碎。
②蝦去殼，去除泥腸，用研鉢研碎。
③高麗菜切成 2 公分長的細絲。

≪作法≫
①魚肉加入少量的鹽，一邊觀察硬度，一邊加入太白粉，作成丸子。
②蝦和①同樣做成丸子。
③在器皿中舖上高麗菜，放上①及②，用保鮮膜包住。
④將③放入微波爐中加熱 1 分鐘，只要能將丸子中央部分都加熱就可以了。
★使用食物切割器就能簡單做成魚蝦丸子。
★也可以利用市售的魚肉丸子。

♠	♥	♣	◆	合計
0.0	0.7	0.1	0.1	0.9

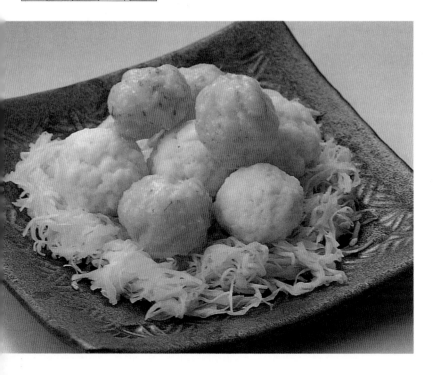

菜肉燉湯

●材料（2 人份）
牛肩肉（肉塊）……200g
蕪菁…………2個（60g）
紅蘿蔔………………40g
高麗菜… 大1片（100g）
西洋芹………………20g
小洋蔥………4個（40g）
水…………………3杯
鹽………………2迷你匙
胡椒………………少量

♠	♥	♣	◆	合計
0.0	2.3	0.4	0.0	2.7

≪準備≫

①牛肉切成 1 塊 30g 的大小，用滾水煮
。

②蕪菁去皮、切成 4 塊。

③紅蘿蔔切成 1 公分厚圓狀。

④高麗菜略切。

⑤西洋芹去筋，斜切成 1 公分寬度。

⑥小洋蔥去皮，根的部分劃上十字。

≪作法≫

①在鍋中放入水和肉煮。浮起來的澀液
要撈除，花 1 小時煮到肉軟為止。

②①中加入蔬菜，煮軟之後用鹽、柵椒
調味。

★如果沒有小洋蔥，用普通洋蔥也可以
。

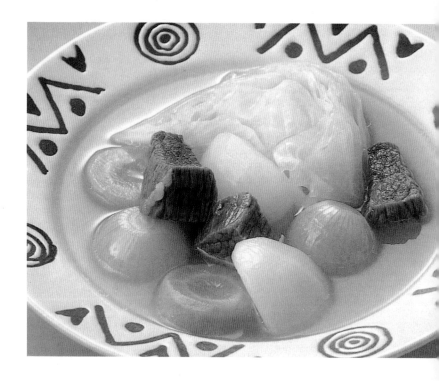

蛋焗菠菜馬鈴薯

●材料（2人份）

a ┤ 蛋……………… 2個
　 └ 牛乳………………½杯
菠菜………………… 60g
馬鈴薯…… 1個（100g）
鹽……………½迷你匙強
胡椒…………………少量
乳酪粉…………… 2大匙
奶油………½小匙（2g）

♠	♥	♣	♦	合計
1.7	0.0	0.6	0.1	2.4

≪準備≫

①蛋打散，與牛乳充分混合（a）。

②菠菜煮過，切成2公分長度，瀝乾水分。

③馬鈴薯去皮，切成銀杏形，煮過。

④在烤盤中塗上薄薄一層奶油。

⑤將烤箱預熱到 200 度。

≪作法≫

①烤盤中放入菠菜、馬鈴薯，撒上鹽。

②a倒入①再撒上乳酪粉。

③將②放入烤箱中烤15分鐘，然後再將溫度升高到220度，烤到表面呈金黃色為止。

★比起使用白色調味汁的烤菜而言，作法更簡單而且較為爽口。

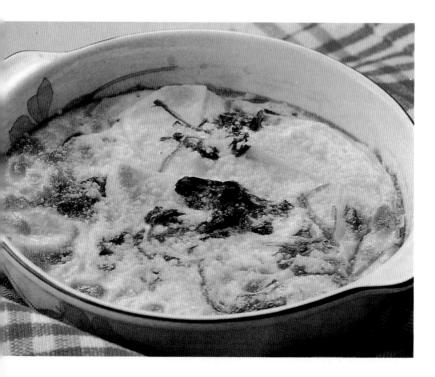

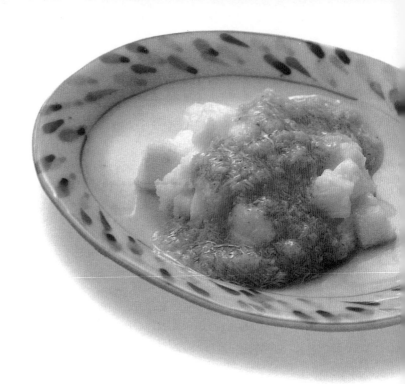

體貼胃腸，含有豐富維他命的蔬菜

◉紅蘿蔔蘋果鬆軟白乾酪沙拉

●材料（2人份）
紅蘿蔔……………………… 40g
蘋果………………… ⅓個（60g）
鬆軟白乾酪（奶油形）…… 80g
蛋黃醬……………2小匙（10g）

♠	♥	♣	◆	合計
0.5	0.0	0.3	0.4	1.2

●作法
①紅蘿蔔斜切成2公分長度細絲，
　煮過。
②蘋果去皮、去心，切成2公分長
　的細絲，浸泡在鹽水（分量外）
　中，瀝乾水分。
③鬆軟白乾酪與蛋黃醬充分混合，
　涼拌①與②。

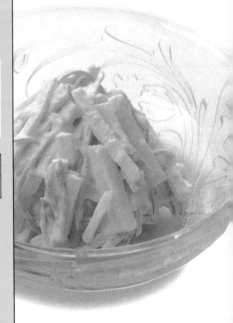

◎長芋淋蟹醬

●材料（2 人份）
長芋……………………………120g
水煮蟹罐頭…………………… 40g
高湯………………………………½杯
醬油……………………………⅔小匙
｛太白粉………………………… 1小匙
｛水………………………………1～2小匙

●作法
①長芋切成 1 公分四方形，略微浸泡在醋水（分量外），用擦板擦碎。
②鍋中煮滾高湯後加入蟹，略煮後用醬油調味，加入太白粉水勾芡。
③在盤中放①，淋上②。

♠	♥	♣	♦	合計
0.0	0.1	0.8	0.0	0.9

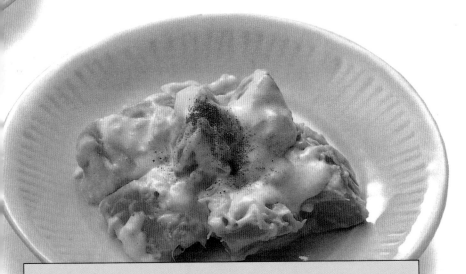

◎南瓜沙拉

●材料（2 人份）
南瓜……………………………140g
蛋黃醬…………………………1大匙
牛乳……………………………1小匙強
辣椒粉……………………………少量

●作法
①南瓜去皮及籽，切成 2 公分正方形，用保鮮膜包住，以微波爐加熱 2 分鐘弱。
②蛋黃醬與牛乳充分混合，涼拌南瓜。
③盛盤，撒上辣椒粉。

♠	♥	♣	♦	合計
0.0	0.0	0.6	0.6	1.2

◉炒煮紅蘿蔔與白蘿蔔

●材料（2 人份）
白蘿蔔……………………160g
紅蘿蔔…………………… 60g
芝麻油…………………… 2小匙
高湯…………………… 1杯
米酒…………………… 2大匙
醬油…………………… 2小匙
柴魚片…………………少量

♠	♥	♣	♦	合計
0.0	0.0	0.3	0.7	1.0

●作法
①白蘿蔔與紅蘿蔔切成短條狀（
　0.5×0.5×2公分）
②鍋中熱芝麻油，炒①。全部都沾
　到油以後，加入高湯煮。
③紅蘿蔔煮軟後加入米酒略煮，要
　撈起時加上醬油，使白蘿蔔、紅
　蘿蔔表面都沾到醬油。
④盛盤，撒上柴魚片。

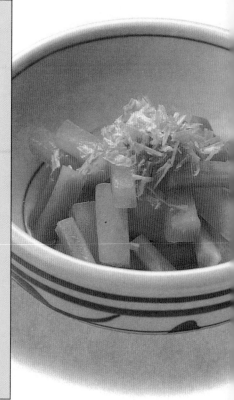

◉菠菜煮鮭魚

●材料（2 人份）
菠菜……………………120g
水煮鮭魚罐頭…………… 60g
高湯……………………½杯
醬油…………………… 1小杯

♠	♥	♣	♦	合計
0.0	0.6	0.2	0.0	0.8

●作法
①菠菜煮過後，瀝乾水分，切成 2 公
　分長度。
②鮭魚去皮、骨，略微撕開。
③在鍋中加熱高湯，加入①與②略煮
　，用醬油調味。

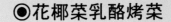

◉花椰菜乳酪烤菜

●材料（2 人份）
花椰菜……………………………120g
乳酪（溶化形）…………… 40g

♠	♥	♣	♦	合計
1.1	0.0	0.3	0.0	1.4

●作法
①花椰菜分為小株，煮過。
②在耐熱皿中舖上花椰菜，加上乳酪，用 220 度的烤箱烤 5～6 分鐘即可。

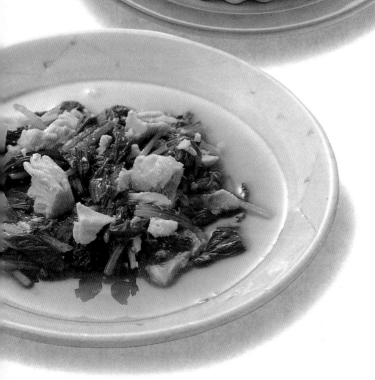

恢復體力開始工作的飲食

■即使回到工作崗位，也要遵守自己的步調

藉著本人的努力和家人的協助，健康狀況恢復到與住院前類似的狀態，也能回到工作崗位上工作了。即使回到工作崗位也不要焦燥，配合個人的步調，致力於增強體力。一般而言，重新開始工作，能夠過著活動性的生活，會覺得心情愉快而產生食慾。雖說產生食慾，但是，光吃喜歡吃的東西也不好。

在營養面，首先必須注意到的就是確保熱量和蛋白質的攝取。適量攝取營養均衡的飲食，儘可能每天的飲食都富於變化。利用各種調理法來吃各種食品。

回到工作上，不管是誰，都可能會有吃得過多、喝得過多的情形出現。如果在別人的勸誘之下，而大吃大喝，恐怕，最後承受痛苦的還是自己，一定要注意。

■確保良質蛋白質的攝取量

回到自宅以後湧現食慾，不過有的人是食慾反而會減退。若食慾減退，就無法確保必要的熱量了。少量的飲食可以分 6～7 次來吃，或者是以自己喜歡的食品或料理為主來吃。剛開始時，這也是產生食慾以後，必須注意攝取蛋白質，才能恢復體力。

蛋白質源是屬於第 2 群的肉、魚貝類、大豆、大豆製品。肉依其部位的不同，魚貝依其種類的不同，蛋白質的含量有很大的差距。食量較少而且要確保良質蛋白質的攝取量，所以要選擇脂肪較少的里肌肉和雞胸肉；魚貝類則要選擇鯛魚或比目魚等白肉魚和干貝等；大豆製品要避免油豆腐或是油豆腐塊，而是選擇豆腐和凍豆腐。

主菜的材料受到限制，也許會花掉較多的餐費，但是，還是要全力以赴、恢復體力。

■蔬菜、牛乳、蛋也要吃

第 2 群的蛋白質源和第 3 群的維他命、礦物質源也不要忘記攝取。蔬菜、芋類、水果，像蔬菜料理在早、中、晚三餐都要吃，不論是煮、燙、涼拌或沙拉，按照個人喜愛的調理法，最初可少量攝取。男性有不喜歡吃蔬菜的傾向，這種長年的飲食也是導致癌的原

因之一。一定要養成每天吃蔬菜的習慣。

此外，要恢復體力、增加體力，第1群中的牛乳和蛋是不可或缺的。1杯牛乳和1個蛋，要經常納入飲食項目中。養成每天早上喝牛乳的習慣，或是在早餐時吃一些蛋料理。多花點工夫找出合適的攝取方法。

■80 大卡的肉、魚貝的ＰＦＣ量

食 品 名	1點重量（g）	蛋白質（g）	脂肪（g）	醣類（g）
牛 里 肌 肉	55	11.8	3.7	0.2
牛 腿 肉	55	11.7	3.4	0.2
牛 五 花 肉	30	5.3	5.9	0.1
豬 里 肌 肉	60	12.9	2.7	0.2
豬 腿 肉	30	4.9	6.8	0.1
豬 五 花 肉	20	2.6	7.7	0.1
嫩 雞 胸 肉	80	19.0	0.4	0.1
嫩 雞 腿	40	6.9	5.8	0
大 蝦	90	18.5	0.6	0
紅 肉 鮪 魚	65	18.4	0.9	0.1
比 目 魚	90	17.2	1.1	0.1
鰹 魚	65	16.8	1.3	0.3
干 貝	80	16.6	0.6	1.9
鰈 魚	80	15.2	1.8	0.2
真 鯛	75	14.3	2.6	0
鯵 魚	60	11.2	4.1	0.1
沙 丁 魚	40	7.7	5.5	0.2
鰤 魚	35	7.4	5.6	0.1

韭菜炒豬肝

●材料（2 人份）

豬肝		160g
a	醬油	1小匙
	酒	2小匙
	薑汁	少量
韭菜		1束（100g）
蔥		20g
薑		少量
芝麻油		1⅓大匙
醬油、酒		各2小匙

≪準備≫

①豬肝清除血液切成 5 公釐厚度，醃在 a 混製成的醃汁中，擱置 15 分鐘。

②韭菜切成 3 公分長度。

③蔥切成蔥花。

④薑切成碎屑。

≪作法≫

①在鍋中熱芝麻油，炒香蔥和薑。

②爆香之後，倒入豬肝拌炒。

③豬肝變色之後，加入韭菜拌炒，再加入醬油和酒調味。

★利用薑汁就可以消除腥臭味，討厭豬肝腥臭味的人，可以試試。

♠	♥	♣	♦	合計
0.0	1.3	0.2	1.1	2.6

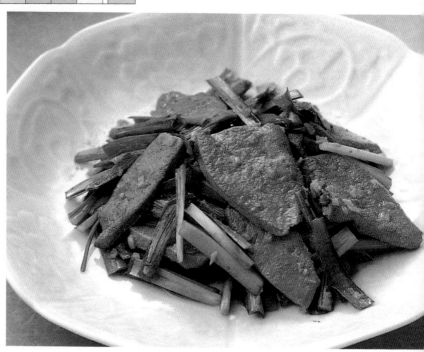

七味烤牛肉

●材料（2人份）
牛腿肉（肉片）……160g

a
| 蔥……………… 20g
| 蒜…………………少量
| 白芝麻………⅔小匙
| 醬油……… 2小匙
| 芝麻油……… 1小匙
| 辣椒、胡椒…各少量
萵苣…………2片（20g）

♠	♥	♣	♦	合計
0.0	1.5	0.1	0.3	1.9

≪準備≫

①蔥、蒜切成碎屑。

②白芝麻用研鉢研碎。

③a的材料充分調拌，作成醃汁。

④牛腿肉切片。

⑤牛腿肉用③醃15～16分鐘。

⑥萵苣洗淨，切成適合吃的大小。

≪作法≫

①鐵絲網加熱，兩面烤牛腿肉，直到產生香氣為止。

②在盤上舖上萵苣，放上①。

★即使是脂肪較少的肉，因用醃汁醃過，所以非常美味。

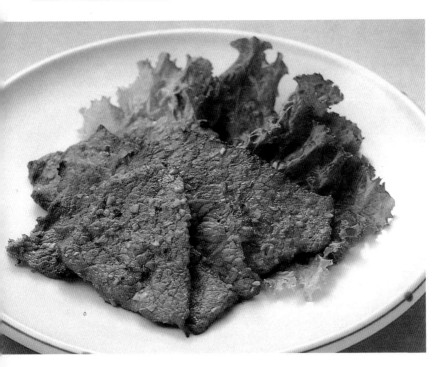

雞肉白蘿蔔煮蠔油

●材料（2 人份）
雞肉（連皮）………200g
白蘿蔔………………200g
蔥……………………40g
薑……………………少量
酒…………………2大匙
蠔油……………1⅓大匙
水………………1～2杯

♠	♥	♣	◆	合計
0.0	2.6	0.3	0.4	3.3

≪準備≫
①雞肉用滾水略煮。
②蘿蔔切成一口的大小。
③蔥切成小塊。
④薑切成薄片。

≪作法≫
①鍋中放入水、雞肉、蔥、薑煮。
②煮滾之後撈出澀液，等到澀液不再出現後加入酒及蘿蔔，用中火煮 20 分鐘。（如果水分減少時，要補充水）
③加入蠔油煮到汁收乾為止。

★用雞胸肉或雞腿肉都可以。如果希望看起來量很多的話，可以用帶骨的肉。

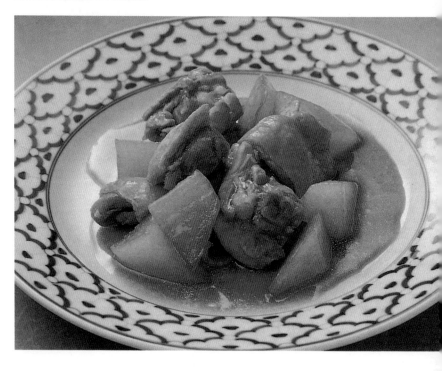

豬肉炒青江菜

●材料（2 人份）

豬腿肉		160g
a	太白粉	1⅓小匙
	水	2小匙
	鹽	½迷你匙
青江菜		200g
竹筍（煮過）		40g
蔥		10g
紅蘿蔔		20g
肉湯		1杯
芝麻油		2小匙
醬油		2小匙
鹽		1迷你匙
	太白粉	2小匙
	水	1⅓大匙

♠	♥	♣	◆	合計
0.0	1.6	0.3	0.7	2.6

≪準備≫

①豬腿肉切成 5 公釐厚一口大的大小。

②在大碗中放入 a，與豬肉調拌。

③青江菜切成 3 公分長度。

④竹筍、紅蘿蔔切成薄片。

⑤蔥切成碎屑。

≪作法≫

①在鍋中熱芝麻油爆香蔥後，加入豬肉拌炒。

②豬肉變色以後加入青江菜、竹筍、紅蘿蔔略炒後，加入肉湯一起煮。

③材料煮熟後，用鹽、醬油調味。

④略微煮滾之後，加入太白粉水勾芡。

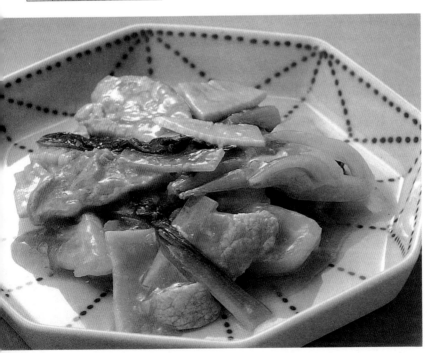

鮭魚煮蕈類

●材料（2人份）

新鮮鮭魚	2塊
鹽、胡椒	各少量
麵粉	1小匙
洋蔥	40g
蘑菇（新鮮）、金菇、新鮮香菇、松茸各	40g
奶油	2小匙
白葡萄酒	1⅓大匙
煉乳	60g
鹽	2迷你匙
胡椒	少量

♠	♥	♣	◆	合計
0.5	1.7	0.1	0.6	2.9

≪準備≫

①鮭魚去皮及骨，切成一口的大小。撒上鹽、胡椒、麵粉。

②洋蔥切成碎屑。

③蘑菇、新鮮香菇切成一口大小。

④金菇、松茸切除根部，一一瓣開。

≪作法≫

①在厚鍋中加熱奶油，炒洋蔥。

②洋蔥炒軟之後，加入鮭魚兩面煎。

③加入蕈類、白葡萄酒，蓋上蓋子，悶煮。

④材料熟後加入煉乳再煮，煮到汁收乾後，加入鹽、胡椒調味。

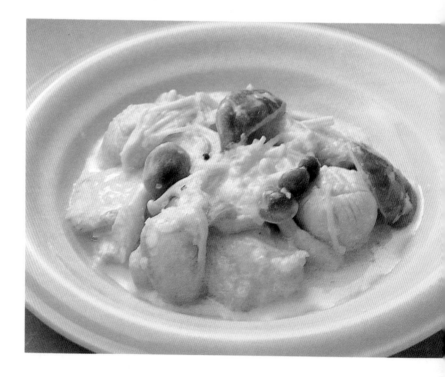

利久燒魚

●材料（2 人份）
鱸魚········· 2塊（160g）
酒···················· 1⅓大匙
黑芝麻、白芝麻 各2小匙
味噌醬
{味噌·············· 2小匙
{米酒·············· 1小匙
甜杏仁
{杏仁（乾燥）
··········4個（20g）
{砂糖·············· 2小匙
{水················· 2大匙

♠	♥	♣	♦	合計
0.0	1.2	0.3	0.8	2.3

≪準備≫
①鱸魚一塊切成 2 半，撒上一點酒。
②作味噌醬，在小鍋中放入味噌、酒、
　米酒充分調拌，用火煮到具有黏稠性
　為止。
③芝麻略微研碎。

≪作法≫
①加熱鐵絲網，烤鱸魚。
②將味噌醬塗在①的表面。
③將②的兩塊魚撒上黑芝麻，剩下的 2
　塊魚撒上白芝麻。
④③放入烤箱中，烤到表面乾了為止。
⑤在小鍋中放入杏仁、砂糖、水，煮到
　杏仁柔軟為止。
⑥盤中放上鱸魚，添上⑤。

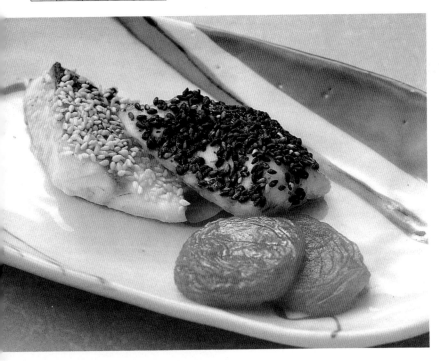

◉西式茶碗蒸

●材料（2 人份）
蛋⋯⋯⋯⋯⋯⋯⋯⋯⋯ 2個
肉湯⋯⋯⋯⋯⋯⋯⋯ 1½杯
鹽⋯⋯⋯⋯⋯⋯⋯ 1迷你匙
胡椒⋯⋯⋯⋯⋯⋯⋯⋯少量
雞胸肉⋯⋯⋯⋯⋯1條（40g）
鹽⋯⋯⋯⋯⋯⋯⋯⋯⋯少量
蘑菇⋯⋯⋯⋯⋯⋯⋯⋯ 20g
花椰菜⋯⋯⋯⋯⋯⋯⋯ 40g

♠	♥	♣	◆	合計
1.0	0.3	0.1	0.0	1.4

●作法
①大碗中打蛋花，與肉湯配合，然後用鹽，胡椒調味。
②雞胸肉去筋，切成一口的大小，撒上鹽和胡椒。
③花椰菜分為小株煮過，蘑菇對半切開。
④在不深的碗中放入②、③，靜靜倒入①。
⑤放入冒著蒸氣的蒸籠中，蓋上蓋子，用大火蒸 2～3 分鐘，再用小火蒸 12～15 分鐘。

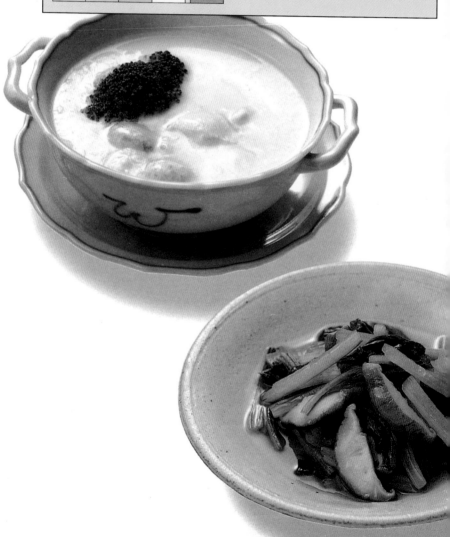

◉紅蘿蔔高麗菜沙拉

●材料（2人份）
紅蘿蔔……………………40g
高麗菜……………………120g
去骨火腿…………………20g
調味汁
a | 檸檬汁……………1⅓大匙
  | 油………………2小匙
  | 鹽………………1迷你匙
  | 胡椒……………少量

♠	♥	♣	◆	合計
0.0	0.2	0.3	0.5	1.0

●作法
①紅蘿蔔切成1公分正方形薄片，煮過。
②高麗菜切成2公分正方形，煮過，瀝乾水分。
③去骨火腿切成細小的正方形。
④a混合做成調味汁。
⑤在器皿中放入①、②，淋上調味汁，中央撒上③。

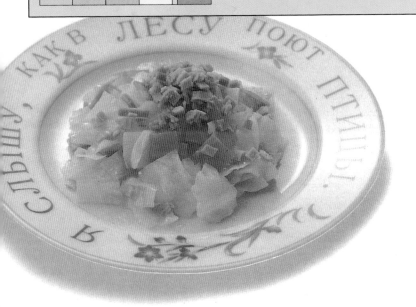

◉烤煮小油菜香菇

●材料（2人份）
小油菜……………………120g
新鮮香菇…………………4朵
高湯………………………½杯
醬油………………………1小匙強

♠	♥	♣	◆	合計
0.0	0.0	0.2	0.0	0.2

●作法
①小油菜切成3公分長度。
②新鮮香菇去蒂，放在鐵絲網上，兩面略烤，切成薄片。
③在鍋中加熱高湯，放入小油菜煮。
④小油菜煮軟後，加入②略煮，用醬油調味。

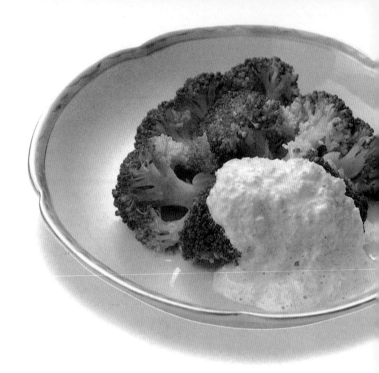

◉四季豆沙拉

●材料（2 人份）

四季豆…………………………120g
薑………………………………少量
白芝麻………………………… 1大匙強
a ┌醋……………………………… 2小匙
　├醬油………………………… 1小匙
　└高湯…………………2～3小匙

♠	♥	♣	♦	合計
0.0	0.0	0.2	0.4	0.6

●作法

①四季豆去筋，用滾水煮過之後，
　浸泡在冷水中，取出斜切。
②薑去皮，切成細長條。
③白芝麻用研鉢略微研碎，加入 a
　充分調拌。
④盤中放上①，淋上③，舖上薑絲
　。

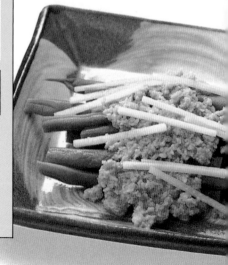

◉曙燒花椰菜

●材料（2 人份）
花椰菜……………………140g
曙燒醬
　蛋黃醬……………… 2大匙
　紅蘿蔔……………… 20g
　胡椒……………………少量

♠	♥	♣	♦	合計
0.0	0.0	0.4	1.2	1.6

●作法
①花椰菜分為小株，煮過。
②紅蘿蔔用擦板擦碎混合蛋黃醬用胡椒調味。
③在盤中放上花椰菜，淋上曙燒醬。

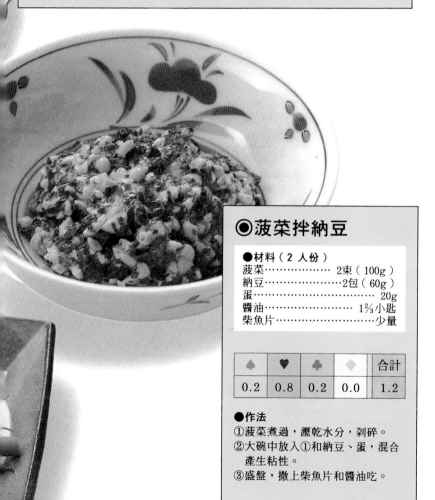

◉菠菜拌納豆

●材料（2 人份）
菠菜………………… 2束（100g）
納豆…………………2包（60g）
蛋…………………… 20g
醬油………………… 1⅔小匙
柴魚片…………………少量

♠	♥	♣	♦	合計
0.2	0.8	0.2	0.0	1.2

●作法
①菠菜煮過，瀝乾水分，剁碎。
②大碗中放入①和納豆、蛋，混合產生粘性。
③盛盤，撒上柴魚片和醬油吃。

■脂肪必須要控制攝取量

要確保熱量和蛋白質，但是為避免增加胃腸消化器官的負擔，食物的選擇方式和調理法必須多花點工夫。「脂肪太多的食物儘可能不要吃」，「纖維太多的東西一次不要吃太多」、「油較多的料理最好少吃」，這都是必須注意的事項。脂肪，像鮮奶油、奶油、蛋黃醬、人造奶油等乳化製品，也必須少量使用。烹調方式對胃腸造成負擔的順序由重而輕為「油炸」、「烤、炒」、「煮、蒸」。調理法上最好是使用「煮、蒸」這種不使用油的方法。但是，一個菜單光是吃煮或蒸的食物，每天吃同樣的東西，也會感到厭倦、食慾減退。所以，一個菜單當中，要將口味較重者與口味較淡者搭配組合，有時要使用少量的油，使味道產生變化，菜單富於變化。

■食鹽不可攝取過多

健康食的重點，就是避免攝取高鹽分的食品，不要忘記菜餚的

■會對消化器官造成負擔的食品和料理

◆食品‥‥‥‥‥‥‥‥‥‥‥‥‥
• 五花肉、火腿、培根等脂肪較多的肉。
• 鰻魚、鮪魚肥肉、鰤魚、虱目魚等脂肪較多的魚肉。
• 太鹹的食物、佃煮、曬乾的食物。
• 牛蒡、竹筍、蓮藕等纖維較多的蔬菜。
• 酒、碳酸飲料、煙等刺激性較強的嗜好品。

◆料理‥‥‥‥‥‥‥‥‥‥‥‥‥
• 牛排、炸肉等油較多的料理。
• 油炸食品、炸雞等使用油較多的料理。
• 使用香辛較多的辛辣料理。

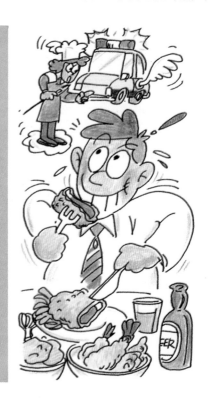

口味要再淡些。

　昔日國人的飲食生活，飯配醃漬菜、味噌湯或是乾魚，這些都是高鹽分的菜。一天攝取 30g 以上的食鹽，這種高鹽食會成為腦中風或胃癌的主要原因。這是眾所周知的事實。現在國人平均食鹽攝取量為 12g 左右，而厚生省的目標為 10g，因此超過了一些，尤其是喜歡吃鹹的食物或是口味較重料理的人，要改善自己的攝食方式。

　有人認為減鹽食很難吃，沒什麼味道，但是，還是有許多即使減少食鹽仍然能使食物吃起來美味的方法。利用醋或檸檬、橙汁等的酸味，或者是木芽、柚子皮、肉桂等香辛料，或是味噌湯等都可以。此外，溫熱的料理要趁熱吃，冷的料理則要冷卻之後再吃，也可以達到減鹽效果。

　洋芋片等零嘴也有很多的食鹽，這些零嘴點心等加工食品有很多的鈉，和食鹽同樣的會對血壓造成不良的影響，不要吃得太多。

■含有較多鹽分的食品

食　品　　名	1次使用量		食　品　　名	1次使用量	
	(g)	食鹽(g)		(g)	食鹽(g)
速　食　麵1　包	100	5.0	佃　煮　海　苔	10	1.0
鮭魚（甘鹹）	70	4.0	鱈　　魚　　子	15	1.0
榨　　　　　菜	20	2.7	吐　司　麵　包	60	0.8
梅　　　　　乾	10	2.1	魚肉山芋丸子	40	0.8
鹹　　墨　　魚	20	2.1	魚　　　　　板	30	0.8
乾鰺魚（甘鹹）	80	1.8	維　也　納　香　腸	30	0.8
筍　　　　　乾	20	1.6	法　國　麵　包	40	0.7
鹹　鮭　魚　子	15	1.5	加　工　乾　酪	25	0.7
沙　丁　魚　乾	30	1.5	米糠漬小黃瓜	25	0.7
烤　　竹　　輪	60	1.4	鹽　漬　白　菜	40	0.7
醃　黃　蘿　蔔	30	1.3	水煮鮭魚罐頭	50	0.5
佃　煮　昆　布	10	1.2	燒　　火　　腿	15	0.4
奈　良　　漬	20	1.2	培　　　　　根	15	0.3
裂　　墨　　魚	15	1.1	煮　烏　龍　麵	200	0.2
烤　　豬　　肉	30	1.0	奶　　　　　油	10	0.2

蟹 蛋

●材料（2人份）

蟹（罐頭）	100g
蛋	2個
蔥	40g
油	1⅓大匙

餡
青豆（水煮罐頭） 40g
高湯 ½杯
砂糖 2小匙
醬油 1小匙
醋 2小匙
薑汁 少量
太白粉 2匙
水 1⅓大匙

♠	♥	♣	◆	合計
1.0	0.4	0.3	1.2	2.9

≪準備≫

①蔥切成碎屑。

②蟹去除軟骨，切碎。

③蛋打散加入②充分調拌。

④青豆瀝乾水分。

≪作法≫

①在鍋中熱油，倒入蛋汁，快速混合成半熟狀，再用鍋鏟將其攤成圓形，翻過來略煎。

②鍋中放入高湯，煮滾之後，加入醬油和砂糖調味，加入青豆再煮。

③②煮滾以後，用太白粉水勾芡，加入醋和薑汁混合。

④盤中盛上蟹蛋，淋上③。

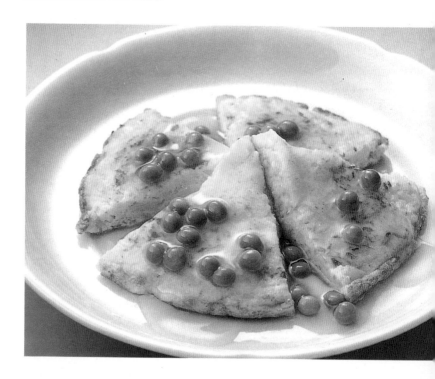

焗豆腐

●材料（2 人份）
木棉豆腐… 1塊（300g）
豬腿絞肉…………… 60g
蒜、薑……………各少量
洋蔥………½個（100g）
蘑菇（新鮮）…… 40g
白葡萄酒………… 1小匙
番茄醬…………… 60g
奶油……………… 2小匙
乳酪粉…………… 4大匙
鹽…………… 1迷你匙弱
胡椒………………少量

♠	♥	♣	♦	合計
0.7	2.0	0.4	0.4	3.5

≪準備≫
①木棉豆腐瀝乾水分，切成較大的色紙狀。
②蒜、薑切成碎屑。
③洋蔥切成碎屑。
④蘑菇切成薄片。
⑤將烤箱預熱至 220 度。

≪作法≫
①在鍋中溶解奶油，爆香薑、蒜，然後加入豬絞肉拌炒。
②絞肉變色後，加入洋蔥炒，再加入蘑菇繼續炒。
③②中加上白葡萄酒，番茄醬，加入豆腐一起煮，用胡椒調味。
④在烤盤中放入③，撒上乳酪粉，用烤箱烤 5 分鐘，呈金黃色即可。

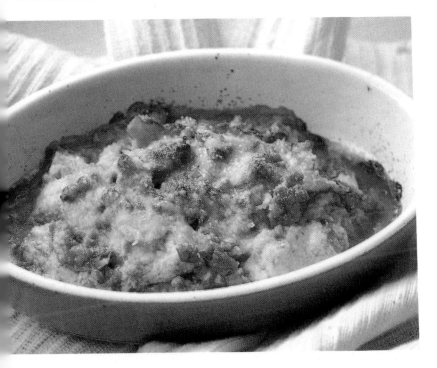

香煎雞胸肉

●材料（2 人份）
雞胸肉……………160g
a ｛白葡萄酒…… 2小匙
鹽……… 1迷你匙弱
胡椒……………少量
麵粉、蛋、麵包粉各適量
蒜………………少量
荷蘭芹……………少量
羅勒（乾燥）、迷迭香
（乾燥）………各少量
奶油……1⅓大匙（16g）
檸檬……………… 2塊

♠	♥	♣	♦	合計
0.1	1.1	0.0	1.2	2.4

≪準備≫
①雞胸肉去筋、切一口大小，用刀背略拍。
②混合 a 的材料，將雞胸肉放入醃10分鐘。
③蒜、荷蘭芹切成碎屑。
④麵包粉中加入 3、羅勒、迷迭香。

≪作法≫
①雞胸肉瀝乾水分，依序撒上麵粉、蛋、混合香料的麵包粉。
②煎鍋加熱後溶化奶油，將①兩面煎成金黃色。
③盛盤，添上檸檬。

★香料的種類包括咖哩味、中國風味、日本風味等等，可按照各自喜好，享受豐富的變化之樂。

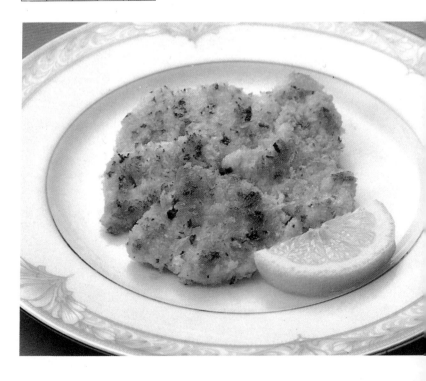

芝麻醬鮪魚

●材料（2人份）
鮪魚（紅色、生魚片用）
…………………120g
醬油、高湯… 各1小匙弱
萵苣…………1片（30g）
蘘荷…………2個（20g）
芝麻醬
┌味噌、芝麻、醋
│………… 各1小匙
└高湯…………½小匙
芥末醬…………少量

♠	♥	♣	◆	合計
0.0	1.1	0.0	0.2	1.3

≪準備≫
①鮪魚切成 1.5 公分正方形，用醬油和
　高湯醃漬。
②萵苣、蘘荷切絲，浸泡在冷水中，使
　之更具有口感；撈起，放在簍子裡，
　瀝乾水分。

≪作法≫
①味噌、芝麻粉、醋、高湯充分混合，
　做成芝麻醬。
②盤中舖上萵苣和蘘荷，放上鮪魚。
③在②的上方淋上芝麻醬，按照個人的
　喜好，可以添上芥末醬。
★鮪魚的分量如果比較少的話，也適合
　當成副菜。
★冰涼後再吃更為美味。除了蘘荷以外
　，也可以利用紫蘇葉。

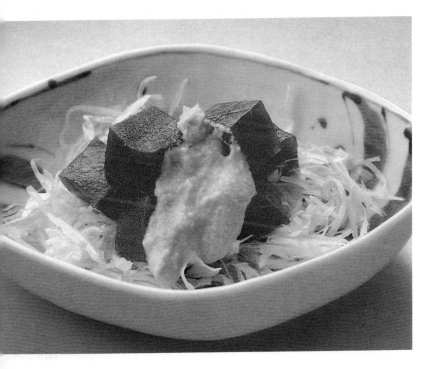

◉馬鈴薯煮玉米

●材料（2 人份）
馬鈴薯…………… 大2個（160g）
奶油……………… 2小匙（8g）
肉湯…………………………¾杯
奶油玉米（罐頭）………… 60g
荷蘭芹碎屑…………………少量

♠	♥	♣	◆	合計
0.0	0.0	1.1	0.4	1.5

●作法
①馬鈴薯切成一口大小。
②熱鍋倒入奶油，溶化之後炒馬鈴薯。
③②中加入熱湯和奶油玉米，煮到馬鈴薯軟了為止。
④將③盛盤，撒上荷蘭芹屑。

◉墨魚小黃瓜拌山葵

●材料（2 人份）
墨魚………………………… 60g
小黃瓜……………………… 1條
a ｛ 醋 …………………… 2小匙
　　鹽 …………………… 1迷你匙
山葵泥………………………少量

♠	♥	♣	◆	合計
0.0	0.3	0.1	0.0	0.4

●作法
①墨魚去皮，內側用菜刀劃幾刀，切成5公釐寬。
②用滾水將①略燙之後，泡在冷水中；冷卻後瀝乾水分。
③小黃瓜切成小口。
④a混合後，涼拌墨魚、小黃瓜。盛盤，加上山葵泥。

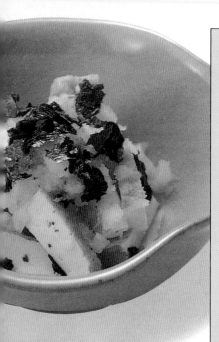

◉油豆腐拌揉海苔

●材料（2 人份）

油豆腐	·················	60g
五香海苔	·················	½片
白蘿蔔	·················	100g
涼拌醋		
a {	醋、高湯 ·········	各2小匙
	砂糖 ·················	1小匙強
	鹽 ·················	1迷你匙

♠	♥	♣	◆	合計
0.0	0.6	0.1	0.1	0.8

●作法

①油豆腐對半橫切，切成 5 公分寬度，用滾水略燙，去除油分，瀝乾水分。

②白蘿蔔擦碎，成蘿蔔泥，再讓它自然去除水分。

③a 的材料充分混合，涼拌①、②。

④盛盤，撒上揉捏的五香海苔。

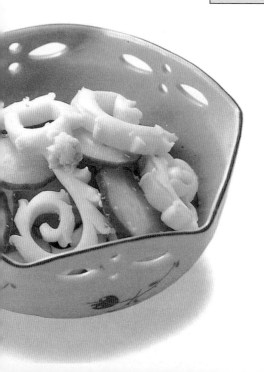

料理一覽表〔附帶營養成分值〕

這裡所刊載的數值，是根據科學技術資源調查會編『四訂日本食品標準成分表』的數值，由女子營養大學出版部所開發的『營養計算Soft·BASIC—4』算出來的。

營養計算值是以1人份來表示。這個數值只是大致表示，供各位在作菜時作為參考。

	料理名	熱量 kcal	水分 g	蛋白質 g	脂質 g	醣類 g	纖維 g	鈣 mg	磷 mg	鐵 mg	鈉 mg	鉀 mg	維他命A IU	維他命B₁	維他命B₂	維他命C mg	維他命E mg	膽固醇 mg	鹽分 g	第1群	第2群	第3群	第4群	合計	頁數
蛋	蛋焗菠菜馬鈴薯	193	150	12.2	10.0	12.3	0.4	175	242	2.3	312	590	962	0.15	0.44	31	1.42	243	0.8	1.7	0.0	0.6	0.1	2.4	99
	蟹蛋	232	181	14.5	13.9	9.8	0.7	86	192	1.8	578	196	375	0.10	0.30	8	1.87	235	1.5	1.0	0.4	0.3	1.2	2.9	118
魚	烤鱈魚	129	89	12.9	6.0	4.7	0.3	23	147	0.8	274	406	58	0.09	0.26	8	0.85	43	0.7	0.1	0.0	1.3	0.1	1.6	77
	照曉鰤魚涼拌醋蓮藕	186	68	13.6	10.6	5.9	0.1	8	96	1.0	348	339	102	0.16	0.23	12	1.32	42	0.9	0.0	1.9	0.2	0.2	2.3	80
	蔬榮海底雞煮湯	113	203	8.4	6.1	5.4	0.6	35	110	1.0	507	325	636	0.06	0.08	25	2.74	12	1.3	0.0	1.1	0.3	0.0	1.4	84
	柳葉魚糰葡萄泥	82	60	8.1	4.4	1.5	0.2	86	155	0.8	514	220	280	0.01	0.19	5	0.00	0	1.3	0.0	0.9	0.1	0.0	1.0	88
	油炸食品	302	165	11.5	16.5	24.0	0.4	37	141	0.9	440	411	68	0.08	0.11	11	3.31	104	1.1	0.1	0.5	0.4	2.8	3.8	89
	金眼鯛煮四季豆	126	195	13.8	3.1	6.6	0.3	30	179	1.2	432	361	116	0.14	0.19	3	1.25	42	1.1	0.0	0.1	0.5	1.0	1.6	95
	鯵魚肉丸子湯	132	267	12.7	4.4	9.5	0.5	61	150	0.9	509	444	431	0.13	0.13	14	0.65	42	1.3	0.0	0.1	0.4	1.1	1.6	96
	魚蝦雙色丸子	68	95	12.3	0.5	3.1	0.2	78	137	1.2	279	332	43	0.06	0.13	14	0.39	24	0.7	0.0	0.7	0.1	0.1	0.9	97
貝	鮭魚煮蕈類	232	178	21.2	12.7	10.7	0.8	101	295	1.5	699	687	293	0.33	0.55	3	0.13	9	1.8	0.5	1.7	0.1	0.6	2.9	110
	利久燒魚	183	90	18.2	5.8	12.3	0.6	109	289	3.5	368	490	181	0.14	0.11	0	1.18	60	0.9	0.0	1.2	0.3	0.8	2.3	111
	芝麻醬鮪魚	105	68	18.2	2.4	1.6	0.3	41	194	1.7	303	328	24	0.09	0.08	2	0.59	30	0.8	0.0	1.1	0.0	0.2	1.3	121
	雞肉火腿蒸香菇	246	189	18.0	15.2	7.6	0.5	74	200	2.1	641	461	506	0.30	0.36	26	1.28	67	1.6	0.2	0.2	0.3	0.8	3.1	81

分類	菜名	熱量																						頁
肉類	牛肉馬鈴薯炒芥末	317	19.8	13.7	25.6	0.6	101	268	2.4	676	864	216	0.20	0.25	27	0.43	52	1.7	0.5	1.3	1.1	1.0	3.9	85
	菜肉燉湯	216	20.5	11.1	6.7	0.8	51	207	2.4	465	673	861	0.16	0.30	31	0.55	65	1.2	0.0	2.3	0.4	0.0	2.7	98
	韭菜炒豬肝	205	18.2	10.8	5.3	0.5	36	304	11.0	576	518	35309	0.31	3.00	30	2.68	200	1.5	0.0	1.3	0.2	1.1	2.6	106
	七味烤牛肉	152	17.9	7.5	1.9	0.2	24	172	2.1	402	355	24	0.08	0.14	4	0.54	40	1.0	0.0	1.5	0.1	0.3	1.9	107
	雞肉白蘿蔔煮蠔油	264	18.5	14.7	8.6	0.8	53	169	2.2	468	526	152	0.15	0.25	21	0.34	95	1.2	0.0	2.6	0.3	0.4	3.3	108
	豬肉炒青江菜	209	19.3	10.1	9.1	0.9	148	211	2.4	810	689	1249	0.97	0.34	34	1.88	48	2.1	0.0	1.6	0.3	0.7	2.6	109
	香煎雞胸肉	186	20.4	7.6	6.8	0.0	11	171	0.7	272	355	233	0.10	0.11	6	0.38	80	0.7	0.1	1.1	0.0	1.2	2.4	120
豆・豆製品	麻婆豆腐	213	13.1	14.2	6.9	0.3	141	153	2.2	605	232	26	0.37	0.12	5	1.63	16	1.5	0.0	1.5	0.1	1.0	2.6	77
	炒豆腐	193	10.3	12.1	7.9	0.2	97	158	1.9	448	188	938	0.09	0.28	1	1.43	235	1.1	1.0	0.5	0.1	0.9	2.5	80
	豆腐水餃	237	18.8	8.8	8.4	0.1	85	187	2.0	431	240	0	0.74	0.19	3	0.60	36	0.1	0.0	1.8	0.1	1.2	3.0	94
	焗豆腐	285	23.6	16.8	8.9	0.6	354	334	3.1	433	569	354	0.53	0.34	10	1.41	27	1.1	0.7	2.0	0.4	0.4	3.5	119
蛋	蛋沙拉	200	11.5	14.9	3.2	0.4	169	268	1.4	536	282	743	0.09	0.35	16	1.96	251	1.4	1.9	0.0	0.2	0.5	2.6	76
	西式茶碗蒸	113	12.5	5.8	2.3	0.3	39	171	1.4	576	302	403	0.10	0.37	32	0.95	246	1.5	1.0	0.3	0.1	0.0	1.4	112
豆	油豆腐拌採海苔	63	3.9	3.5	4.4	0.3	91	61	1.0	219	176	104	0.05	0.05	8	0.37	0	0.6	0.0	0.6	0.1	0.1	0.8	123
疏菜	豆芽菜、韭菜拌梅肉	17	1.4	0.1	3.1	0.5	21	20	0.4	423	172	540	0.03	0.08	11	0.69	0	1.1	0.0	0.0	0.1	0.3	0.3	77
	菠菜拌核桃	77	3.4	4.9	6.2	0.6	40	63	2.5	308	468	1021	0.10	0.16	39	1.67	1	0.8	0.0	0.0	0.2	0.8	1.0	77
	烤茄子	17	1.1	0.1	3.0	0.3	14	26	0.4	178	191	18	0.03	0.04	4	0.24	0	0.5	0.0	0.0	0.1	0.2	0.2	80
	燙綠蘆筍	7	0.7	0.0	1.1	0.3	7	18	0.2	118	89	57	0.04	0.05	4	0.42	1	0.3	0.0	0.0	0.1	0.0	0.1	80
	南瓜拌芝麻	66	1.5	1.7	12.2	0.7	48	35	0.6	118	198	235	0.06	0.05	20	2.34	0	0.3	0.0	0.0	0.1	0.0	0.9	80
	醋醬油淋高麗菜	22	1.0	0.6	3.4	0.3	30	21	0.3	189	100	4	0.03	0.03	18	0.05	0	0.3	0.0	0.0	0.1	0.4	0.9	80
	奶油煮白菜玉米	98	4.0	2.8	14.5	0.6	100	104	0.5	397	290	78	0.05	0.16	13	0.11	0	1.0	0.0	0.5	0.1	0.7	0.1	81
	小黃瓜拌蒟蒻絲	8	0.5	0.0	2.1	0.1	20	14	0.3	179	58	17	0.01	0.01	3	0.08	0	0.5	0.0	0.0	0.1	0.0	0.5	81
	菠菜玉米沙拉	45	1.5	2.2	5.1	0.4	17	27	1.2	252	252	518	0.05	0.08	20	1.06	0	0.4	0.0	0.3	0.3	0.5	0.5	84
	番茄四季豆沙拉	54	1.0	4.1	3.3	0.5	19	25	0.4	212	241	230	0.06	0.05	18	1.30	0	0.5	0.0	0.0	0.5	0.7	0.7	85
	煮南瓜	76	1.8	0.2	16.9	1.0	21	38	0.6	355	320	376	0.08	0.08	31	3.68	0	0.9	0.0	0.7	0.2	0.2	0.9	88
菜	醋溜蓮藕	34	1.1	0.0	7.6	0.3	9	30	0.3	147	236	0	0.05	0.01	28	0.30	0	0.4	0.0	0.0	0.4	0.9	0.4	89
	煮蘿蔔乾紅蘿蔔	21	1.0	0.0	4.0	0.4	29	21	0.7	365	189	410	0.03	0.03	2	0.04	0	0.9	0.0	0.0	0.2	0.2	0.2	89
	紅蘿蔔蘋果鬆軟白乾酪沙拉	97	5.8	5.5	5.9	0.4	32	66	0.3	211	134	889	0.03	0.08	2	0.71	10	0.5	0.0	0.0	0.4	1.2	1.2	100

料理名	熱量 kcal	水分	蛋白質 g	脂質	糖類	纖維	鈣	磷	鐵 mg	鈉	鉀	維他命A IU	維他命B₁	維他命B₂	維他命C	維他命E mg	膽固醇	鹽分 g	第1群	第2群	第3群 點	第4群	合計	頁數
長芋淋蟹醬	76	114	5.2	0.4	13.1	0.3	24	62	0.5	190	339	0	0.08	0.04	4	0.00	0	0.5	0.0	0.0	0.1	0.8	0.9	101
南瓜沙拉	100	59	1.5	5.3	12.4	0.8	21	34	0.5	65	265	345	0.07	0.07	27	4.02	14	0.2	0.0	0.0	0.6	0.6	1.2	101
炒煮紅蘿蔔與白蘿蔔	83	210	1.9	4.2	7.9	0.8	37	41	0.7	374	341	1230	0.05	0.04	14	0.75	1	0.9	0.0	0.0	0.3	0.7	1.0	102
菠菜煮鮭魚	65	127	8.9	2.2	2.4	0.5	79	136	2.6	310	561	1020	0.12	0.18	39	1.50	0	0.8	0.0	0.6	0.2	0.0	0.8	102
花椰菜乳酪烤菜	112	58	9.0	6.8	4.3	0.7	269	216	1.2	104	340	434	0.08	0.26	96	1.08	0	0.3	1.1	0.0	0.3	0.0	1.4	103
紅蘿蔔高麗菜沙拉	72	90	3.0	4.5	5.1	0.6	35	54	0.5	314	248	826	0.14	0.07	37	0.77	0	0.8	0.0	0.2	0.3	0.5	1.0	113
烤煮小油菜香菇	15	126	2.3	0.2	3.1	0.7	176	44	2.0	256	302	1080	0.07	0.19	45	0.00	0	0.6	0.0	0.2	0.0	0.2	0.2	113
四季豆沙拉	45	75	2.7	2.8	2.9	0.7	97	63	1.2	193	211	162	0.09	0.10	5	0.19	0	0.5	0.0	0.0	0.2	0.4	0.6	114
曙煮花椰椰菜	133	72	4.7	11.0	5.3	0.9	42	100	1.5	142	415	717	0.10	0.21	113	3.01	30	0.4	0.0	0.4	0.1	1.1	1.6	115
菠菜拌納豆	82	28	7.3	4.1	3.3	0.7	34	91	1.3	251	235	64	0.04	0.23	64	0.39	49	0.6	0.2	0.8	0.0	0.2	1.2	115
墨魚小黃瓜拌山葵	29	77	5.2	0.9	0.9	0.2	18	70	0.3	272	193	46	0.03	0.04	7	0.83	90	0.7	0.0	0.3	0.1	0.0	0.4	122
馬鈴薯煮玉米	121	187	23.	3.6	19.8	0.4	5	60	0.5	349	410	86	0.10	0.04	19	0.14	8	0.9	1.1	0.4	1.1	0.4	1.5	122
綴蛋烏龍麵	447	639	17.4	7.4	72.7	0.6	60	215	2.4	1569	283	410	0.14	0.47	1	0.87	237	4.0	1.0	0.0	0.1	4.4	5.5	85
中式燴飯	518	371	23.4	9.8	80.8	0.8	64	259	3.1	1060	552	445	0.16	0.22	10	1.80	25	2.7	0.0	1.0	0.2	5.3	6.5	89
海帶芽蔥湯	9	126	0.3	0.6	0.9	0.1	15	7	0.1	313	15	5	0.01	0.01	1	0.02	0	0.8	0.0	0.0	0.0	0.1	0.1	77
紅、白蘿蔔味噌湯	28	193	1.6	0.7	3.6	0.5	23	27	0.6	497	152	411	0.02	0.02	5	0.14	0	1.3	0.0	0.2	0.1	0.0	0.3	77
馬鈴薯味噌湯	45	188	2.0	0.7	7.6	0.5	16	36	0.6	491	191	9	0.04	0.03	8	0.15	0	1.2	0.0	0.2	0.3	0.0	0.5	80
茄子煮湯	15	275	0.9	0.1	2.9	0.6	13	22	0.3	311	177	18	0.03	0.03	4	0.24	1	0.8	0.0	0.2	0.0	0.0	0.2	85
豆腐海帶芽味噌湯	54	168	4.4	3.0	2.0	0.2	68	56	1.0	396	73	0	0.04	0.02	0	0.28	0	1.0	0.0	0.7	0.0	0.0	0.7	88
水果酸乳酪	123	128	5.5	3.1	18.3	0.2	178	165	0.2	86	288	101	0.06	0.31	1	0.10	13	0.2	1.0	0.0	0.5	0.0	1.5	80
咖啡牛奶	141	178	6.2	6.4	16.2	0.0	203	187	0.3	101	384	220	0.06	0.30	0	0.21	22	0.3	1.5	0.0	0.0	0.3	1.8	84

分類：疏菜／菜／芋／穀物‧主食／湯類‧其他／甜‧點

標準量杯、量匙

本書所使用的量杯為 200CC，1 大匙為 15CC，1 小匙為 5 CC，迷你匙為 1CC，同時附帶有刮片。利用各器具計算的各調味料的重量如表所示。

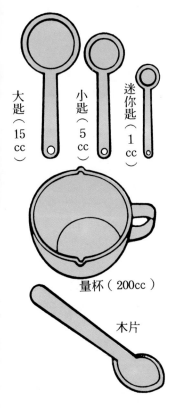

大匙（15cc）　小匙（5cc）　迷你匙（1cc）

量杯（200cc）

木片

★迷你匙便於用來測量食鹽 1g（1 迷你匙）。

利用量杯、量匙測量的重量表（g）

食品名	小匙 （5cc）	大匙 （15cc）	杯 （200cc）
水、醋、酒	5	15	200
醬油	6	18	230
米酒	6	18	230
味噌	6	18	230
食鹽	5	15	210
白糖	3	9	110
砂糖	4	13	170
蜂蜜	7	22	290
果醬、橘子醬	7	22	270
麵粉（低筋）	3	8	100
太白粉	3	9	110
麵包粉	1	4	45
生麵包粉	1	3	40
燕麥片	2	6	70
普通牛奶	6	17	210
番茄醬	6	18	240
辣醬油	5	16	220
蛋黃醬	5	14	190
乳酪粉	2	6	80
鮮奶油	5	15	200
芝麻	3	9	120
油	4	13	180
奶油、人造奶油	4	13	180
膨鬆油	4	13	180
米	—	—	160

渡邊　昌
1965年畢業於慶應義塾大學
醫學部，現任國立癌症中心
研究所疫學部長。

井上八重子
1974年畢業於女子營養大學
，為營養管理師，主持營養
補習班。

大展出版社有限公司　圖書目錄

地址：台北市北投區(石牌)　　電話：(02)28236031
　　　致遠一路二段12巷1號　　　　　28236033
郵撥：0166955～1　　　　　　傳真：(02)28272069

1

·婦幼天地· 電腦編號 16

·青春天地· 電腦編號 17

·健 康 天 地·　電腦編號 18

4

·實用女性學講座· 電腦編號 19

·校園系列· 電腦編號 20

·實用心理學講座· 電腦編號 21

1.	拆穿欺騙伎倆	多湖輝著	140元
2.	創造好構想	多湖輝著	140元
3.	面對面心理術	多湖輝著	160元
4.	偽裝心理術	多湖輝著	140元
5.	透視人性弱點	多湖輝著	140元
6.	自我表現術	多湖輝著	180元
7.	不可思議的人性心理	多湖輝著	180元
8.	催眠術入門	多湖輝著	150元
9.	責罵部屬的藝術	多湖輝著	150元
10.	精神力	多湖輝著	150元
11.	厚黑說服術	多湖輝著	150元
12.	集中力	多湖輝著	150元
13.	構想力	多湖輝著	150元
14.	深層心理術	多湖輝著	160元
15.	深層語言術	多湖輝著	160元
16.	深層說服術	多湖輝著	180元
17.	掌握潛在心理	多湖輝著	160元
18.	洞悉心理陷阱	多湖輝著	180元
19.	解讀金錢心理	多湖輝著	180元
20.	拆穿語言圈套	多湖輝著	180元
21.	語言的內心玄機	多湖輝著	180元
22.	積極力	多湖輝著	180元

·超現實心理講座· 電腦編號 22

1.	超意識覺醒法	詹蔚芬編譯	130元
2.	護摩秘法與人生	劉名揚編譯	130元
3.	秘法！超級仙術入門	陸明譯	150元
4.	給地球人的訊息	柯素娥編著	150元
5.	密教的神通力	劉名揚編著	130元
6.	神秘奇妙的世界	平川陽一著	180元
7.	地球文明的超革命	吳秋嬌譯	200元
8.	力量石的秘密	吳秋嬌譯	180元
9.	超能力的靈異世界	馬小莉譯	200元
10.	逃離地球毀滅的命運	吳秋嬌譯	200元
11.	宇宙與地球終結之謎	南山宏著	200元
12.	驚世奇功揭秘	傅起鳳著	200元
13.	啟發身心潛力心象訓練法	栗田昌裕著	180元
14.	仙道術遁甲法	高藤聰一郎著	220元
15.	神通力的秘密	中岡俊哉著	180元
16.	仙人成仙術	高藤聰一郎著	200元

·精選系列· 電腦編號 25

·運 動 遊 戲· 電腦編號26

·休 閒 娛 樂· 電腦編號27

·銀髮族智慧學· 電腦編號28

·飲 食 保 健· 電腦編號 29

1.	自己製作健康茶	大海淳著	220元
2.	好吃、具藥效茶料理	德永睦子著	220元
3.	改善慢性病健康藥草茶	吳秋嬌譯	200元
4.	藥酒與健康果菜汁	成玉編著	250元
5.	家庭保健養生湯	馬汴梁編著	220元
6.	降低膽固醇的飲食	早川和志著	200元
7.	女性癌症的飲食	女子營養大學	280元
8.	痛風者的飲食	女子營養大學	280元
9.	貧血者的飲食	女子營養大學	280元
10.	高脂血症者的飲食	女子營養大學	280元
11.	男性癌症的飲食	女子營養大學	280元
12.	過敏者的飲食	女子營養大學	280元
13.	心臟病的飲食	女子營養大學	280元

·家庭醫學保健· 電腦編號 30

1.	女性醫學大全	雨森良彥著	380元
2.	初為人父育兒寶典	小瀧周曹著	220元
3.	性活力強健法	相建華著	220元
4.	30歲以上的懷孕與生產	李芳黛編著	220元
5.	舒適的女性更年期	野末悅子著	200元
6.	夫妻前戲的技巧	笠井寬司著	200元
7.	病理足穴按摩	金慧明著	220元
8.	爸爸的更年期	河野孝旺著	200元
9.	橡皮帶健康法	山田晶著	180元
10.	三十三天健美減肥	相建華等著	180元
11.	男性健美入門	孫玉祿編著	180元
12.	強化肝臟秘訣	主婦の友社編	200元
13.	了解藥物副作用	張果馨譯	200元
14.	女性醫學小百科	松山榮吉著	200元
15.	左轉健康法	龜田修等著	200元
16.	實用天然藥物	鄭炳全編著	260元
17.	神秘無痛平衡療法	林宗駛著	180元
18.	膝蓋健康法	張果馨譯	180元
19.	針灸治百病	葛書翰著	250元
20.	異位性皮膚炎治癒法	吳秋嬌譯	220元
21.	禿髮白髮預防與治療	陳炳崑編著	180元
22.	埃及皇宮菜健康法	飯森薰著	200元
23.	肝臟病安心治療	上野幸久著	220元
24.	耳穴治百病	陳抗美等著	250元
25.	高效果指壓法	五十嵐康彥著	200元

·超經營新智慧· 電腦編號 31

·心靈雅集· 電腦編號 00

·成　功　寶　庫· 電腦編號 02

國家圖書館出版品預行編目資料

男性癌症的飲食／渡邊昌主編，井上八重子料理，
　　許愫纓編譯－初版－臺北市，大展，民 87
　　　　面；21 公分－（飲食保健；11）
　　　譯自：男性のがん食事對策
　　　ISBN 957-557-825-2（平裝）
　　1. 癌　2. 飲食　3. 食物治療
415.271　　　　　　　　　　　　　　87006121

DANSEI NO GAN NO SHOKUJI TAISAKU
© AKIRA WATANABE 1992
Originally published in Japan by Joshi Eiyou Daigaku Shuppanbu in 1992
Chinese translation rights arranged through
KEIO CULTURAL ENTERPRISE CO., LTD in 1996

版權仲介：京王文化事業有限公司

男性癌症的飲食

ISBN 957-557-825-2

主 編 者／渡　邊　昌
料 理 者／井上八重子
編 譯 者／許　愫　纓
發 行 人／蔡　森　明
出 版 者／大展出版社有限公司
社　　址／台北市北投區（石牌）致遠一路 2 段 12 巷 1 號
電　　話／(02) 28236031・28236033
傳　　真／(02) 28272069
郵政劃撥／0166955—1
登 記 證／局版臺業字第 2171 號
承 印 者／國順圖書印刷公司
裝　　訂／嶸興裝訂有限公司
排 版 者／千兵企業有限公司
電　　話／(02) 28812643
初版 1 刷／1998 年（民 87 年）7 月

定　　價／280 元

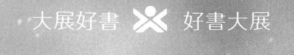
大展好書 ✖ 好書大展

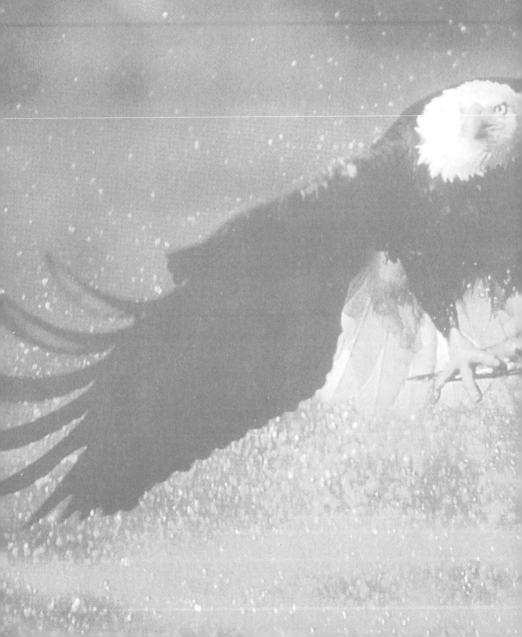